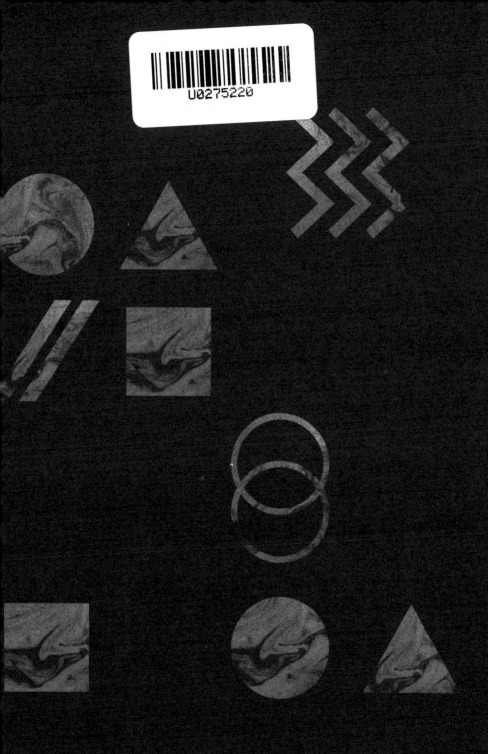

提升自然疗愈力

调养、净化、蔬食，令人心神愉悦的快活疗法！

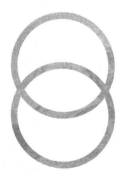

〔日〕桥本俊彦
〔日〕桥本雅子 著

李俊增 译

长江出版传媒

湖北科学技术出版社

图书在版编目（CIP）数据

提升自然疗愈力 / (日) 桥本俊彦, (日) 桥本雅子
著; 李俊增译. -- 武汉 : 湖北科学技术出版社,
2016.11
ISBN 978-7-5352-8997-1

Ⅰ.①提… Ⅱ.①桥…②桥…③李… Ⅲ.①自然疗
法 Ⅳ.①R454.6

中国版本图书馆CIP数据核字(2016)第195527号

著作权合同登记号　图字：17-2016-265号

Original Japanese title: SHIZEN CHIYU RYOKU WO TAKAMERU KAIRYOUHOU
SERUFU KEA TO KOKUMOTSU SAISHOKU RESHIPI
© 2012 Toshihiko Hashimoto, Masako Hashimoto
Original Japanese edition published by Chikuma Shobo Publishing Co., Ltd.
Simplified Chinesetranslation rights arranged with Chikuma Shobo Publishing Co., Ltd.
throughThe English Agency (Japan) Ltd. and Eric Yang Agency

责任编辑：赵襄玲　周　婧　　　　　　　　封面设计：Chen Jhen

出版发行：湖北科学技术出版社　　　　电　话：027-87679468
地　　址：武汉市雄楚大街268号　　　　邮　编：430070
　　　　　（湖北出版文化城B座13-14层）
网　　址：http://www.hbstp.com.cn
印　　刷：北京佳信达欣艺术印刷有限公司　　邮　编：101111

880×1230　1/32　　　　　5 印张　　　　　150 千字
2016 年11月第1版　　　　　　　　2016 年11月第1次印刷
　　　　　　　　　　　　　　　　　　定　价：32.00 元

本书如有印装问题可找本社市场部更换

前 言

在我的诊所里，从腰痛、肩膀僵硬到自体免疫疾病、癌症，有各式各样的病人来访。在接触诸多病患的过程当中，我体会到"如果世上存在致病之道，那也肯定有治愈之道"的道理。而我认为，若是一个人在刚踏入致病之路时，能及时被带往治愈之道上，这时身体便能感受到"快活感"；全身都能体会到"啊！好舒服""好暖和"之类的愉悦感；在充分享受"快活"之后，自然疗愈力就会大幅提升，进而成为恢复健康的原动力。甚至可以说，"开心""感激""雀跃不已"这些精神上的"快活"，会连带影响自体的恢复能力。

"人为什么会生病，又自行逐渐复原呢？"这是在我自己罹病而后慢慢康复的过程中所产生的疑问，也是我现在依旧关注的焦点。

我在18岁的时候，身体各处不时会冒出一些红色斑点，因为没过几天就会消失，所以当时我也不太在意。但是在好几年后，我开始觉得阳光很刺眼，而眼睛也像蒙了一层雾，视力渐渐下滑。后来被医师诊断为"贝赫·切特病"（注：Behcet disease，一种血管炎，起因于基因问题引起的自体免疫异常，造成溃疡及各种损伤，好发于20～40岁的青壮年人身上，主要症状为反复性口腔溃疡、反复性生殖部位溃疡、葡萄膜炎，绝大部分的患者最后会导致失明）。

3

我住院之后立刻接受类固醇治疗，病情却不断恶化，最后几乎丧失视力。可是在医师决定停用类固醇以后，虽然发生了好几次严重的停药反应，不过视力却像拨云见日般逐渐恢复。没想到我竟然以"目击者"的方式，亲眼看见身体"自我净化"的过程。自此，我产生了疑问：为什么我会生病？而病症严重到让我失明，又为何康复了？随后我便展开了探索解答的旅程。

当时我读了伊万·伊利奇（Ivan Illich）的著作《非医院化社会》（*Medical Nemesis: The Expropriation Of Health*），第一次见到"医原病"这个名词。书中大胆剖析近代社会的病根，指出现代医疗体系已然成为生产病患的工厂，人们从出生到死亡都无法脱离技术的管理。这和我的亲身体验如出一辙，让我受到了极大冲击！

在这之后，因为药物副作用导致全身水肿、肌肉无力和手脚冰冷等等不适症状，但是我依靠适度运动以及物理治疗，又通过自己的方式调整饮食及生活起居，让身体慢慢恢复正常。回想起那段备受煎熬的日子，在摸索的过程中，我能感受到精神和身体都在寻求"快活""舒畅"的感觉，身体疗愈机制也因此而活化，眼睛的症状再也没有复发过。但我对于自己所接受的医疗处置，心中却隐约抱持着疑问，我开始思考关于医疗本身，这也成为我进入针灸学校学习的契机。

就学期间，初次接触瓜生良介老师所提倡的观念："顺着身心感到愉悦的倾向来活动，只要息、食、动、想、环达到平衡，就能治愈疾病。"这就是"快活疗法"，包括即将会介绍的体操法、内脏温热疗法，以及聆听身体诉求来决定快活方向的生命能量检测，就是构成快活疗法的基柱。对于当时的我而言，它的实效自然不在话下，同时身心对于"快活感"直接产生反应而逐渐解放的感觉，会驱使体内的机制开始运转，这样不可思议的想法让我感到震惊。这不单是治病的技术，也是将视野放宽到生活整体的改善；后来我对于快活疗法的理念产生共鸣，以工作人员的身份进入瓜生（URYU）诊所研修，之后回到我出生的故乡福岛县，开设健康咨询诊所一直到现在。

那么，来谈谈我的诊所都在做些什么吧。

我们治疗的基本架构，是利用身体畅快活动来矫正筋骨歪斜的体操法，以及温热舒缓肝肾脾等内脏的温热疗法。因为都是在家也能操作的疗程，所以在指导时，尽可能让病友都在家中实行。再配合生命能量检测（LET）来检测身体状态，以确认身体所寻求的快活方向，我们会根据检测结果而提出有效的疗法和饮食建议。

饮食是让整体生活重回正轨的第一步，若不注重饮食，康复将会难上加难。改变饮食不仅能够改善病情，同时也是提升生活品质的办法。现代的饮食习惯是摄取过多的动物性蛋白质和非天然加工食品，五谷杂粮则逐渐淡出饮食的重心。而以传统工法制造的味噌、酱油和腌渍品等发酵食品，食用量也日渐减少，拜之所赐，肠内菌环境难以维持平衡，这也成为文明病的一大主因。因此，我希望让各位明白，均衡摄取未精制的谷物、蔬菜、海藻、豆类以及发酵食品，是饮食的基本原则。

另一项我觉得非常重要的，是身体废物的"排放"机制。时至今日，产业废弃物已成为社会重大问题，产业经济扩张的速度遥遥领先于地球的自然净化力，制造的废物也形成一座座垃圾山。其实人体的状况也大同小异，吃下超过内脏处理能力的养分，产生的废物累积在体内，最后变成各种疾病的源头。这些废物若能排出体外，原本用在处理废物上的庞大能量，便能转而投入治愈工作，进而提升自然疗愈力。

最近，对亲朋好友隐瞒病情的人越来越多。可是若能得到家人或亲友的协助，有时会出现病情迅速好转的情况。反过来说，得不到协助而无法建立适合治疗的环境，造成体内的疗愈机制迟迟无法启动，这样的案例并不罕见；这也能看出精神上是否得到"快活感"有多大差别。根据情况不同，我会建议病情棘手的病友带家人一起来诊所，让全家人都学会治疗方法。因为我时常感受到，为病所苦时能和亲人相互扶持是多么重要，所以我也开设了能够互相治疗、交换资讯的课程。本书所介绍的各种疗法，就是诊所平时和病友交流的方法。

自明治时代开始，西医成为日本医学主流。随着卫生环境的改善，以及微生物学的急速发展，西医逐步完善它的职责。但现今出现的越来越多的文明病、过敏性疾病、癌症等，光靠西医难以解决；虽然各国医疗支出日益增加，但病患人数却未见减少，也是铁一般的事实。在这个社会结构急剧变化的时代，医疗本身成为被检视的对象。今后，在与亲友伴侣共度的人生中，我认为每个人都必须自动自发，运用快活生活术，亲手打造自己的健康。

　　本书是专为想要学习具体治疗做法的朋友撰写的指导手册，所以内容都可以在生活中被简单完成。若是读者能每天活用这些方法，便是我最大的喜悦。

2003年夏　桥本俊彦

目 录

CONTENTS

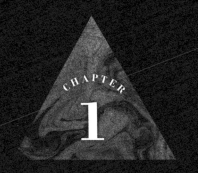

息·食·动·想·环的平衡
——旨在激发自然疗愈力

　　近年来，由于保健相关书籍与健康节目的普及，让"自愈力"一词变得非常热门，每个人的身体本来就拥有自然治愈的能力，而林林总总的健康法及疗法，只是诱发自愈力的一种契机，能否顺利激发治愈能力，则取决于我们平常有没有好好过日子。

　　我们从出生到死亡为止，都在呼吸、进食、活动与思考，这些行为不需要他人教导就会了。"息、食、动、想"这四项行为构成人类的生活，以这四种活动为基础，和家族或社会等等的人际关系，以及自然环境，甚至是和整个地球的生态系统相辅相成，我们的生命才得以延续。换句话说，只有在这些行为以及环境形成舒坦的平衡关系之后，我们的身体才能称为健康，也就是"活着"这项生命活动的根源。

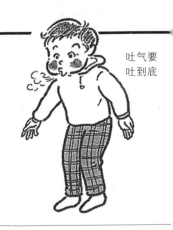

吐气要
吐到底

●息：呼吸

　　人类一整天大约呼吸 2 万次，但在日常生活中，我们不会特别去关注呼吸这件事；可是一旦停止呼吸，只要短短几分钟就会导致死亡，因此生命可说是由呼吸所支配也不为过，它对于生命有着莫大的影响力。

　　所谓的呼吸，是指摄取生命所需的氧气，再将代谢产生的二氧化碳排出的行为。此外，通过腹式呼吸有意识地让呼吸缓慢且悠长，能对自律神经产生影响，进而调整内脏的运作，和精神层面也有密切的关系，这些功效也渐渐广为人知。

　　平时我们都是在无意识下呼吸，然而当愤怒、受到惊吓时，又会有意识地深呼吸，在一定程度上控制自己的情绪。举凡太极拳、瑜伽及日本武道等功夫，均将呼吸视为充实身心的关键。

　　当我们的心中充满喜悦，或是专注在有兴趣的事物上时，身体会自然放松，呼吸变得深缓。而在焦躁、忧虑或是惊愕、愤怒的状态下，呼吸则会急促起来。像这样，光是观察一个人的呼吸，就能看出健康和情绪的状态。而人在感到疲倦或陷入困境时，也会不自觉地大口叹气，利用"吐气"这个动作来平缓怒气和紧张。

　　呼吸有两项基本原则，一个是让意识专注在"吐气"而非"吸气"，以及一定要用鼻子来吸气。如果习惯用嘴巴呼吸，脏空气、细菌和病毒之类的污物会直接进入呼吸道，扁桃腺也会因此经常暴露在危险中。近年来已证实用口呼吸是造成自体免疫疾病和过敏等疾病的原因之一。

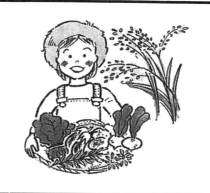

二 食：饮食

　　和呼吸一样，人类需要进食来维持生命。日本四季分明，人们在这块土地上，随着时令可以采集到各式各样的食物。照理说，拥有多样风土气候孕育的各类食材，再结合先人的智慧结晶，饮食习惯应该十分均衡完善才对。遗憾的是，日本饮食在这半世纪当中已有急剧改变。

　　日本在明治时代从德国引进近代医学及营养学，同时以肉类和乳制品为主的欧美式饮食也渗透进了日本的饮食习惯，以往的主食米饭，消费量日渐减少，而小米、稗、黍等杂粮，除了少部分地区之外都已不见踪迹。此外，诸如农业污染、食品添加物、基改作物等问题亦浮上台面，食品本身的安全性令人担忧，从饮食的角度来看，环境已经称不上丰饶了。糖尿病、癌症有年轻化的趋势，过敏患者渐渐增加，毋庸置疑，这些都是受到环境变化的影响，尤其以饮食习惯的变化为甚。

　　日常饮食应该以"身土不二"（注：意指一般很少人会在自己的地方对食物与环境感到不适）和"一物全体"（注：意指尽量选取可以"整个都吃"的食物，并且整个都吃下去）为基础。换句话说，就是吃当地产的食物，而且要完整吃下整个食材。从牙齿的构成可以看出动物的食性，人类一共有32颗牙齿，其中8颗门牙用来吃蔬菜，20颗臼齿负责谷类和坚果，4颗犬齿则用来吃肉，所以肉类应占整体进食的1/8。根据此观念来设计饮食，在日本可选择米或杂粮为主食，配上当令蔬菜、海菜及豆类，不时吃一些小鱼作为肉类营养即可。

⊜ 动：
身体活动

骨骼和肌肉共同支撑身体，让身体得以活动，同时也保护脑部、脊髓的中枢神经系统，以及五脏六腑。人类的结构可视为活动式建筑，脊椎是大梁，肩胛骨和骨盆分别架设于两端，双手双脚就是4根柱子，将这个结构转90°立起，就变成以双脚直立行走的人类了。人的脊椎由骨盆支撑，身体是以腰部为中心来活动。腰部活动以前后弯曲、左右弯曲、左右旋转、伸展和压缩八个方向的动作为基础，8这个数字代表所有方向，将8个方向的动作加以组合，腰部就可以全方位自由活动。不过虽然腰部能够灵活运动，但只要其中一个方向动作不顺，整个腰部就会变得不灵活。

活动身体的时候，人会在无意间微妙地移动重心来抵抗地心引力，借此保持平衡。人体的活动方式有一定的法则，要是经常违背法则，会使骨骼开始扭曲变形。

其中一个法则是，活动身体时要适度移动重心的"重心移动法则"。旋转或伸展腰部时，要让重心往旋转伸展的方向移动，而弯腰的时候则要将重心朝反方向转移（请参阅第51页的"体操的基本动作"）。如果违反这个规则就会对骨骼肌肉造成负担，这也是身体扭曲变形的原因。

另一项法则是，活动身体时要有意识地把重心放在"手的小指侧，脚的姆趾侧"，称为"安定重心法则"。学习日本武道时，常会被叮咛要"夹紧腋下"，想象手的小指侧和脚的姆趾侧作为动作的支点，让动作能够平稳；滑雪时也是把脚下的重心放在姆趾侧，双手经由小指侧自然地朝滑雪杖施力；过独木桥的时候如果不好好把重心放在姆趾上，就会失去平衡。

如同轴心歪掉的陀螺无法顺利旋
转一般，重心不安定的身体，效
率低而容易疲累；比方说，突然
抬起重物，或是坐在椅子上旋转
上半身引发的"闪到腰"，就是
违反法则的典型。抬重物的时候，
首先要往下蹲让重心下移；而坐
在椅子上要旋转身体时，必须先
把重心放在转过去的方向。希望
各位能时时牢记安定重心法则，
不要让身体增加多余的负荷。

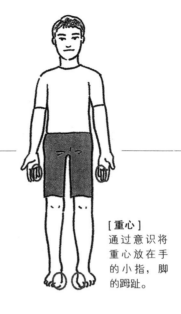

[重心]
通过意识将
重心放在手
的小指，脚
的踇趾。

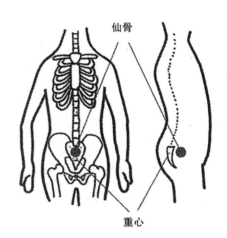

仙骨

重心

[**重心的位置**] 位于荐椎前方 6～
7 厘米，从身体正面来看，则
在肚脐下方 9 厘米的内侧。

四 想：
精神活动

　　所谓身心如一，意思是不可以把肉体和精神视为不相干的事物。当下的精神状态会表现在身体上，譬如说，烦恼或悲伤的时候就会垂头丧气，兴奋快乐的时候就会抬头挺胸，洋溢着活力。同样的，在心中感到疼痛或苦闷时，会投射到外在的肉体，让身体产生歪斜或迟滞。

　　精神上的问题和前述的"息、食、动"也有密切关联。由于呼吸的深浅会影响精神状态，所以有意识的呼吸法是调整精神平衡的关键。此外，暴饮暴食或厌食的背后，必定潜藏着精神层面的问题，正如同混乱的饮食习惯被视为成人与青少年犯罪的诱因，把饮食和精神区分看待也是不行的。

　　若是烦闷、厌倦的情绪累积到难以忍受，请不要一个人默默承担，找个愿意听你诉苦的人，把负面情绪都宣泄出来。视情况而定，有时不顾一切先逃离困境也是有必要的。

　　"想"的快活方向，就是轻松愉快地去做想做的事情。但是这份快活感也不能和其他人或其他生物的快活产生冲突，要顾忌外界的感受而不能一味追求自己的欲望。

五 环境：
生活与自然

　　环境的范围包含家庭、学校、职场等等的社会环境，以及自然环境或是地球环境。如果没办法处理好人际关系，至少还可以选择离去，但是地球上包含人类在内的所有生物，却没有能力逃离地球。日本在这五十年间，通过进口食材和资源来加工成品，得以大饱口福。这是前人未曾经历过的物质丰饶的时代。而从反面的角度来看，公害也成为日本各地需要面对的问题，用完即丢的免洗文化，留下了负面遗产——堆积成山的产业废弃物。暴饮暴食会使人体累积废物，因此连小朋友也无法逃过文明病的魔掌。大自然拥有天然的净化作用，生物则仰赖自愈力让身体维持稳定；本来应该如此，但现在这样的恢复能力正急速衰退。在这个时代中，想要取回生命原有的恢复力，除非我们每个人都努力去改变现状，否则不可能实现。因为人类支撑着整个地球上所有生物的存在。

　　我们每天理所当然地呼吸空气、喝水、进食。由于被称为"地球之肺"的热带雨林以惊人的速度遭到砍伐，失去了新鲜空气，生命力也跟着渐渐下滑。此外，肉品的大量消耗，造成生产肉类的放牧地开始扩大规模，因而砍伐更多森林或是造成土地沙漠化等等，对地球环境带来恶劣影响。少吃肉而以谷物蔬菜为主的饮食习惯，不只对身体有益，同时也能成为解决环境问题的突破点。因为我们的生活离不开地球环境，所以必须开始逐一审视自己的生活方式。

（六）致病之道 治愈之道

在快活疗法的概念中，疾病和"筋骨扭曲""内脏扭曲""心神扭曲"三种扭曲情况有关。大多数疾病起初都是从骨盆或脊椎等筋骨方面产生扭曲而起。如果坐视不管，内脏的扭曲便会随之而来，造成病情加剧。因为从脊椎延伸出的神经和肝肾脾等内脏联系在一起，所以筋骨扭曲会直接影响内脏的状态。

心神扭曲和筋骨或内脏的扭曲有密切关系。比方说，心神上怀有问题会使人垂头丧气，弯腰驼背的姿势自然不利于保持平衡。此外，中医（注：中医传播到亚洲各地后，各自发展出当地特有的理论，日本称为"汉方医学"或"汉医学"，韩国称"韩医"或"东医"，越南称为"东医"）认为肝主怒、肾主恐、肺主悲，这也是心神和内脏有关的一项佐证。

违反自然法则而产生的疾病，在快活疗法中划分为3个阶段：第一阶段，出现肩膀僵硬、疼痛、无力等疾病的征兆（感觉异常）；第二阶段，有腹泻或排尿困难之类的身体各部分机能渐渐恶化的迹象（机能异常）；第三阶段，发生溃疡或肿瘤等情况，在这个阶段开始能够进行病名诊断（器质异常）。

不过就算已经生病，如果能越早注意到疾病的讯号而进行处置，就能越早康复。幸亏疾病本身也为病患准备了治愈之道，而其中一项关键，就是让身心一起朝"舒畅的方向"前进。不只限于人类，世上一切生物从出生的瞬间开始，都受"感觉舒畅的方向"所牵引而进行活动。

请试着重新检视自己的生活方式，是否在无意间偏离了自然法则。如果能明白"呼吸""饮食""活动身体""精神思想"还有"环境"之间的关联，也等同于了解自己的生命构造。

致病之道

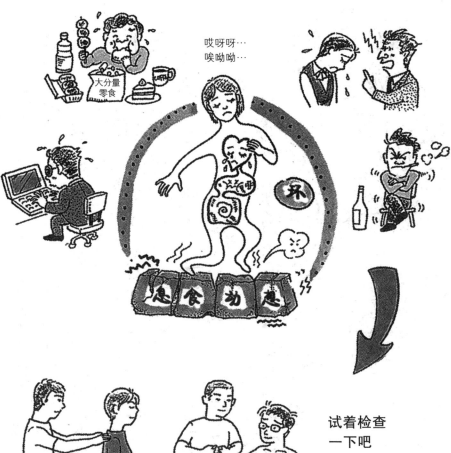

大分量零食

哎呀呀…
唉呦呦…

环

息 食 动 想

试着检查
一下吧

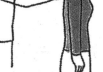

检查筋骨扭曲

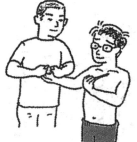

检查内脏扭曲

息、食、动、想、环的平衡

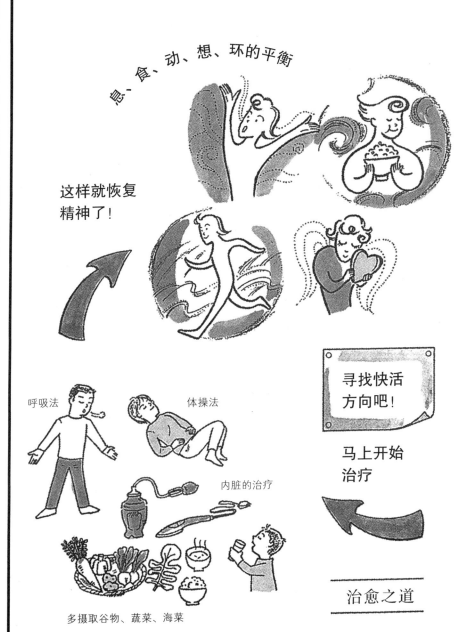

这样就恢复精神了!

呼吸法

体操法

内脏的治疗

多摄取谷物、蔬菜、海菜

寻找快活方向吧!

马上开始治疗

治愈之道

（七）指向快活
方向的罗盘

▲了解自己的身体

其实我们天生就拥有能侦测身体快活与不快的原始快活感，通过原始快活感彻底掌握快活、不快的感受，让身体朝着快活方向行动，如此一来，身体应该有能力自行调整回平衡状态。但是这种原始快活感逐渐变得迟钝，也是现代人的一大弱点。因此，现代人总是等到身体发出悲鸣才发现不对劲，连忙跑到医院检查，最后被诊断结果吓一大跳却束手无策。无论任何疾病，起初一定会出现让人忽视的轻微症状，这正是身体发出的警讯。若是每天因为工作忙得团团转，或是暴饮暴食等等，总是处在慌乱的生活节奏中而没有时间去留意这些细微异变的话，病情就会逐渐加重，等到察觉有异时，已经被诊断出糖尿病、肾病、肝病、癌症之类的重症了。

自己的健康管理要从日常生活做起，"了解自己的身体"是非常重要的。要是对自己的身体状态有清楚的认知，就会明白现在身体的需求是什么，进而找出实际的方法去实践就没问题了。如果懂得运用生命能量检测（LET），不但能了解自己的身体状态，还能进一步应用到治疗上，如此便能明确掌握身体的资讯了。

▲生命能量检测

生命能量检测是一种能在病情初始时捕捉到细微症状，进而找出快活方向的检测法。这种方法不需要任何机械设备，当我们需要检查内脏状态或筋骨扭曲，还有选择必要的疗法或药草，以及判断身体需要何种饮食方式等重要资讯时，就会使用这个检测法。

做法如下：首先受测者（接受检测的人）把拇指和其他四指中任一指环成圆圈，检测者（负责检测的人）也将双手手指各环一个圈，套在受测者环起的两指上往两边拉；同时，准备一根和筷子差不多（约20厘米）的细棒，受测者用棒子从皮肤上面触碰想要检查的内脏或器官的位置，被棒子碰到的部位若有异常，受测者的手指握力会减弱，圆圈便会不自觉地被拉开。通过圆圈是否张开，可以掌握身体发出的讯号。以上是由检测者直接拉住受测者手指的方法，另外还有在两者之间加入一位助手的做法。在经验丰富的助手协助下可以得到正确的结果，所以通常会采用这种间接的方式进行，不过因为直接检测能够直接感觉到受测者身体的信息，故也有它的优点。

人体是一个大电磁场，身体信号是通过微弱电流来传达。因为身体异常部位的电磁场发生异变，和正常部位有所区别，所以用筷子或金属棒刺激异常部位的话，感觉神经会将刺激传送到脑部。而脑部捕捉到瞬逝而过的异常之后，会介入运动神经，让环成 LET 圆圈的手指因而降低握力。

LET 原型是"Bi-Digital O-Ring Test（ORT）"，而 ORT 的灵感来自于将手放在异常部位会造成腕力下滑的现象，而在快活疗法中，LET 不只是判别疾病的手段，也是一种考察身体状态、让身心朝快活方向前进的生活技术。

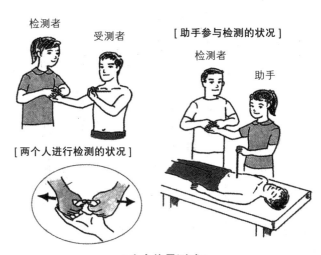

检测者　受测者　　[助手参与检测的状况]

检测者　　助手

[两个人进行检测的状况]

[生命能量测试]

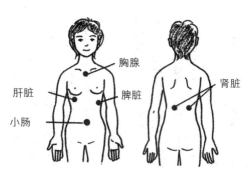

胸腺

肝脏　　　　脾脏　　　　　肾脏

小肠

[内脏的检测点]

▲利用 LET 检查"检测点"

首先，要优先检查的是肝、肾、脾脏、胸腺及小肠，它们也是内脏物理治疗中的重点器官，从这些脏器的运作情形，可以大略判断身体的状态，尤其从胸腺可以推断整体免疫力的水准，是非常重要的部位。

以 LET 检测各脏器反应点（检测点）的动作称为常规测试（Regular Test），环指没有打开表示该脏器正常，不过只有胸腺例外，打开了才是正常。在常规测试中若是出现负面反应，需要针对抗生素之类的物质进行抽验，进一步调查身体衰弱的原因。

掌握身体状态之后，下一步就是使用 LET 来确认草药的用法或饮食方式，找出身体寻求的快活方向，定下具体实行方针。按照身土不二的原则，基本上最适合的草药，就生长在自己生活的土地上。饮食方面，首先要确认主食该吃糙米还是胚芽米，尤其是过敏反应较为严重的人，一定要确认自己是否适合食用糙米。虽然糙米是一种相当优良的"完全食（注：含有丰富完整的营养或是未精制的食材）"，不过对过敏患者来说，反而有可能增加身体的负担。如果不能吃糙米，可以在胚芽米中加入一到两成麦子或杂粮，这也可以算是"完全食"。

由此可知，运用 LET 能够了解身体当下的状态，在极短时间内得知身体需要的疗法和食物，所以也有机会让治疗效果更好。要注意的是，因为身体随时都在变化，所以适合身体的东西也不断在改变。在病情较重的时候，每次检测的间隔时间也要跟着缩短。此外，不均衡的生活会导致生病，而那样的生活方式中，同样藏有使身体复原的提示。

| 专栏 | 1 | 足 | 浴 |

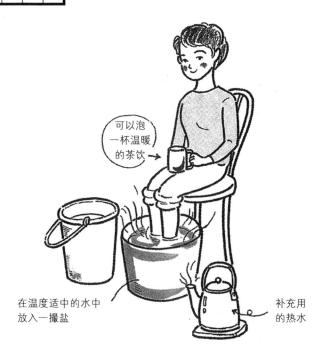

可以泡
一杯温暖
的茶饮

在温度适中的水中
放入一撮盐

补充用
的热水

　　足浴是将双脚浸入接近膝盖高度、温度适中的水中。因为能改善脚部末梢循环，同时有益于内脏机能，对各种病症都有帮助，是一种简单有效的自愈方式；对于感冒引起的发烧，还有体寒、生理痛、便秘、水肿及过敏性疾病等等，都具有疗效。

　　准备两个够深的水桶。一个倒入温热（38～39℃）的水，水位低于膝盖。另一个装满凉水。刚开始就泡太热的水，会让热度无法传进体内，所以一开始要用温热的水才行；因为热水会渐渐变凉，可以把热水装进水壶或热水瓶中备用，用补充的方式让水维持温暖舒适的温度。

　　通常泡10～20分钟，额头或胸口就会开始冒汗，此时把脚放进凉水里，之后再拿干毛巾把汗擦掉。因为体寒的人不容易出汗，如果泡了 30 分钟仍然没出汗，先休息一下，喝点热的番茶或药草茶再继续泡。只要开始出汗，往后就可以慢慢缩短浸泡时间了，重点在于一定要泡到出汗为止。如果中途感到不适或胸闷而没办法持续泡到出汗，可以缩短每次足浴的时间，采取少量多次的方式进行。

CHAPTER

2

矫正歪斜的筋骨

● 一 体操法——
让身体畅快的动作

体操法的原理，是通过生命与生俱来的原始快活感来倾听身体的声音，分辨快活与不快感，使身体往畅快的方向活动，借此让扭曲的身体恢复原貌。这是桥本敬三医师（1897—1993年）根据长年的临床经验，所开创的平衡运动法。

体操法的基本观念是，"人体本是按照一辈子健康舒畅生活的概念而设计，如果总是违反自然法则的生活，身体便会产生歪斜，出现不适的症状。只要让扭曲的身体恢复原先设计的形貌，重新达到平衡后症状就消除了。"具体来说，让身体朝着感觉疼痛、不快的反方向，也就是舒畅快活的方向活动，就能矫正筋骨的扭曲，伴随异常状态出现的疼痛或僵硬等症状也会随之消失。

"感觉舒畅"是体操法的最高准则，绝对不能让身体做勉强的动作。体操法不需要专业的医学知识或治疗技术，从小孩到老人，每个人都可以轻松完成；无论在家、在工作或是在火车上，何时何地都能进行。正因为体操法如此不受限，才能成为自我管控健康的基石。

1. 身体是否歪斜的诊断法

在开始进行体操法之前，必须先检查自身歪斜的程度。

如果你站在镜子前面看到左右肩膀高度不同，或是鞋底外侧严重磨损，还是每次坐在椅子上不跷二郎腿就会坐立难安……若有这些情况，表示身体已经产生歪斜了。

[身体是否歪斜的诊断法]

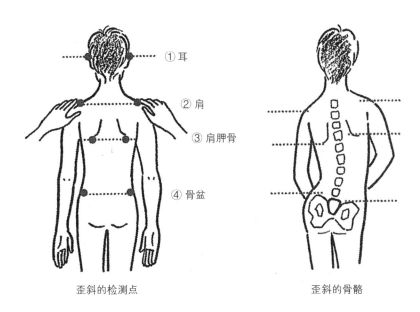

① 耳

② 肩

③ 肩胛骨

④ 骨盆

歪斜的检测点

歪斜的骨骼

立刻找个人一起检查身体是否歪斜吧。从双耳的高度、肩膀位置、腰的位置去确认是否有异；而从脸上也能看出全身的歪斜程度，鼻梁是否中立，眼睛或耳朵是否对称，嘴巴有无歪斜等等，请一一确认。此外，颚关节和骨盆歪斜也有关系，因此也必须将近来逐渐增加的牙齿咬合不正的问题，视为全身性问题来考量。

2. 体操法的原则

（1）让身体往舒畅的方向去活动

体操法最重要的原则，就是要让身体往舒畅的方向活动。舒畅的方向等于是通往康复的路径，也就是让歪斜的身体恢复原貌的方向。反过来说，一直勉强自己做会痛、甚至会抽筋的不舒畅动作，只会让歪斜更加严重。而体操法是通过不会疼痛的动作来治疗疼痛，让身体达到整体的平衡。

（2）辨别快活方向＝动诊

进行体操法之前，首先要确认身体往哪个方向活动，才会感到舒畅。如果平常没有疼痛或歪斜的状况，那么试着让身体放慢动作，对于容易活动和不好活动的方向，会有比较清楚的感受。这项程序称为"动诊"，必须结合 8 个方向的关节活动方式来进行。以腰部为例，往左右两边旋转时哪边比较舒服，需要自己仔细感受；同样的，还有往左右侧弯、前后弯曲和伸展压缩，从以上四种组合的动作中，逐一确认是否感到舒畅。接着再活动颈、肩、肘、腕、膝和踝关节等部位，体会一下畅快和不快的感觉。

基本上，动诊的动作要缓慢，就像在水中活动而不会激起水波的程度。要是动作太快的话，很难捕捉畅快或不快的感觉，同时可能会让歪斜更为严重；如果出现疼痛、痉挛的感觉，千万不要勉强自己再动下去。此外，因为感到舒畅的方向不一定每次都相同，所以每一次进行体操法时都要仔细确认。

（3）一边缓缓吐气一边活动身体

确认畅快方向以后，一边慢慢地吐气，一边让身体朝畅快方向活动。因为在闭气或吸气的状态下，身体无法放松去活动。而吸气时记得一定要从鼻子吸，接着缓缓吐气，同时慢慢地活动身体。

（4）让全身一起连动

体操法并不针对特定部位治疗，而是着眼于"消除身体的歪斜，重新达到整体的平衡就能缓解症状"；以感觉"舒畅"的动作为契机，让全身一起被带动。

（5）添加辅助的阻力

在体操法中，施加适度的阻力，可以使舒畅的动作变得更为畅快。从旁协助者要注意，施加阻力不是为了妨碍动作，而是在帮助动作者本人，使之能够更容易理解该项动作。一个人的时候，可以利用自己的手、坐垫或墙壁当作阻力，但是要避免阻力太强而让自己的动作受限，反而会不舒服。而两个人的情况下，帮助者在施加阻力时，必须常常询问动作者的感受，以便做更进一步的观察与了解。

（6）产生瞬间的乏力感

当动作达到最畅快的那一点时，停下动作，从鼻子吸气再闭住不放。先静静享受带有紧绷的舒畅感，然后一口气将气吐光，身体会在瞬间完全飘然乏力，而此种瞬间的乏力感也是体操法的一大重点。

二 体操法的实操

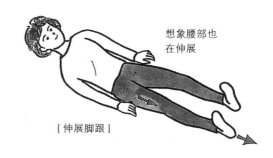

想象腰部也在伸展

[伸展脚跟]

1 单人体操

（1）伸展脚跟

①身体保持仰躺，先呼吸 1 次，让全身放松。

②左右脚跟轮流慢慢往下方伸展，仔细感受哪一边伸展起来比较容易。

③用鼻子吸气再缓缓吐出，同时伸展容易动作的脚跟。

④在感觉最舒服的地方停下，吸一口气感受畅快感，接着大口吐气让全身瞬间乏力。

⑤最后再用鼻子吸口气，"呼～"地大叹一口气。重复上述步骤 2~3 次。

　　这项动作能够调整负责支撑身体的腰腿部分。由于身体是以腰为中心来活动，因此当脖子僵硬，或是因为肩周炎而无法抬起肩膀或手臂时，可以利用调整骨盆的体操法来缓解。双脚看起来不一样长，是骨盆歪斜的缘故，而身为人体要害的骨盆一旦歪曲不正，也会使脖子或肩膀等上半身部位跟着歪斜。

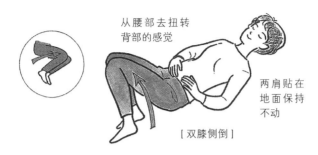

从腰部去扭转
背部的感觉

两肩贴在
地面保持
不动

[双膝侧倒]

（2）双膝侧倒

①身体保持仰躺，先呼吸 1 次，让全身放松。

②两腿弯曲呈直角，轮流向左右两边侧倒，仔细感受哪一边下压比较容易。

③用鼻子吸气再缓缓吐出，同时让两边膝盖倒向容易下压的方向。

④在感觉最舒服的地方停下，吸一口气享受畅快感，接着大口吐气让全身瞬间乏力。

⑤最后再用鼻子吸口气，"呼～"地大叹一口气。重复上述步骤 2～3 次。

　　倒下膝盖的时候，依照个人感觉不同，有人会觉得扭转腰腹直到膝盖触地为止比较舒服，也会有人感觉转到一半比较舒畅。总之要信赖自己的感觉，找出最舒服的动作。此外，如果身上有膝痛、脚踝扭伤等等，难以复原的特定部位伤痛，会让意识不由自主地集中在感到疼痛的部位。遇到这种情况，试着把注意力放在全身，调整姿势直到全身都感到舒适为止。而膝盖或脚踝的慢性疼痛也和骨盆、腰椎歪斜有关，所以矫正骨盆歪斜是非常重要的步骤。

[抬起脚尖]

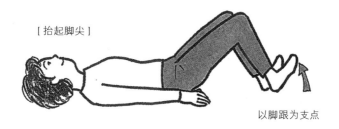

以脚跟为支点

（3）抬起脚尖

①身体保持仰躺，先呼吸 1 次，让全身放松。

②弯曲双腿让脚底能够贴合地面，双脚打开与肩同宽。

③脚跟抵住地面，以此为支点抬起脚掌。请仔细去感受，两脚一起往上抬比较舒服，还是某一边单脚抬起时比较舒服。

④用鼻子吸气再缓缓吐出，同时把脚尖提升到最舒畅的高度。

⑤在感觉最舒服的地方停下，吸一口气静静体会畅快感，接着大口吐气让全身瞬间乏力。

⑥最后再用鼻子吸口气，"呼～"地大叹一口气。重复上述步骤 2～3 次。

究竟是两脚脚尖同时上抬比较舒服，还是其中一边单独上抬比较舒服，请全部确认一遍之后，再选择比较舒适的方法来操作。等到习惯这套动作以后，再进一步去感受，上抬时脚掌的内、外侧哪一边比较舒服。这项体操法对于膝盖疼痛或是坐骨神经痛造成的膝窝、小腿肚沉重感具有疗效。

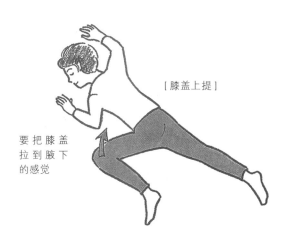

[膝盖上提]

要把膝盖
拉到腋下
的感觉

（4）膝盖上提

①保持俯卧姿势，先呼吸 1 次，让全身放松。

②左右膝盖轮流从侧面往上提，仔细感受哪一边膝盖比较容易提起来。

③用鼻子吸气再缓缓吐出，同时将容易活动的膝盖缓缓拉向腋下。

④在感觉最舒服的位置停下，吸一口气去感受畅快感，接着大口吐气让全身瞬间乏力。

⑤最后再用鼻子吸口气，"呼～"地大叹一口气。重复上述步骤 2～3 次。

这项体操法可以调整从骨盆到颈部为止的整条脊椎，若有慢性腰痛或脊椎侧弯的朋友请务必尝试。脊椎侧弯是由于荐椎扭转不正，以及支撑脊椎的肌力不够强，而脊椎歪斜又会影响气管、肺脏等呼吸系统，或肝、肾之类的内脏机能。所以可以利用体操法，让脊椎恢复平衡，只要脊椎恢复正常，就能消除肩膀僵硬，也能缓解头痛、肋骨神经痛等症状。

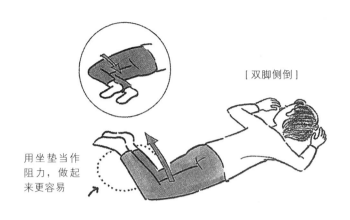

[双脚侧倒]

用坐垫当作
阻力，做起
来更容易

（5）双脚侧倒

①保持俯卧姿势，先呼吸 1 次，让全身放松。

②双腿弯曲 90°，两只脚一起往左或右边倒下，感受倒向哪边比较轻松。

③鼻子吸气再缓缓吐出，同时往比较轻松的方向倒下。

④在感觉最舒服的地方停下，吸一口气仔细体会舒畅感，接着大口吐气让全身瞬间乏力。

⑤最后再用鼻子吸口气，"呼～"地大叹一口气。重复上述步骤 2～3 次。

有些人平常习惯于屈膝侧坐之类的不良姿势，让身体用不自然的动作来活动，会导致荐椎和腰椎歪斜，接着演变成腰部感到沉重、脚麻或无力等等坐骨神经痛的症状。本项体操法是用来矫正荐椎和腰椎歪斜，缓和紧绷的韧带。趴着的时候，可以把双手交叠垫在额头下，或是让脸朝两边横放，选择自己最放松的姿势。因为只要身体其中一部分紧绷，就无法让全身放松，而采取最轻松的姿势开始进行体操法，是很重要的步骤。

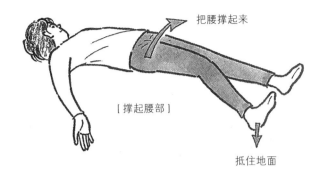

把腰撑起来

[撑起腰部]

抵住地面

（6）撑起腰部

①保持仰躺姿势，让全身放松。

②用其中一只脚的脚跟当作支点，抵住地面，试着撑起同一侧的腰部，仔细感受哪一边比较容易完成动作。

③用鼻子吸气再缓缓吐出，同时以容易做到的那一侧脚跟往下顶，撑起同侧的腰部。

④在感觉最舒服的地方停下，吸一口气感受舒畅感，接着大口吐气让全身瞬间乏力。

⑤最后再用鼻子吸口气，"呼～"地大叹一口气。重复上述步骤2~3次。

　　长时间坐在椅子上、盘腿而坐或是正坐，一直保持相同姿势，有时腰部会感到迟滞无力。遇到这种情况，可以在晚上睡觉前，躺在床上时，尝试这项体操法。当天身体产生的扭曲变形，尽量避免延续到隔天，希望大家将体操法转化为生活的一部分。

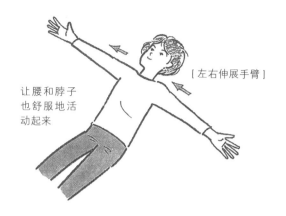

让腰和脖子
也舒服地活
动起来

[左右伸展手臂]

（7）左右伸展手臂

①保持仰躺姿势，先让全身放松。

②两手往左右展开，让手臂往左或右伸展，仔细感觉往哪一边伸展起来比较轻松。

③用鼻子吸气再缓缓吐出，同时往比较容易动作的方向伸展。

④在感觉最舒服的地方停下，吸一口气体会一下舒适感，再大口吐气让全身瞬间乏力。

⑤最后再用鼻子吸口气，"呼～"地大叹一口气。重复上述步骤 2～3 次。

　　使用电脑或是开车的时候，常会不知不觉驼起背来，造成脖子和肩膀肌肉紧绷，产生肩膀僵硬、头脑昏沉和眼睛疲劳等症状。在伸展手臂的时候，让脖子和腰部也跟着活动，纾解不适。如果不方便躺下，坐在椅子上也可以轻松做到。此外，试着让双手轮流往上伸展，感觉哪种方式比较轻松，让身体舒畅一下，在长途驾驶的休息时间，务必尝试这项体操法。

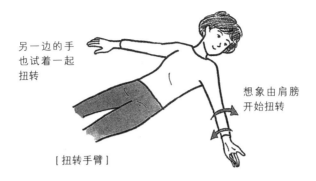

另一边的手也试着一起扭转

想象由肩膀开始扭转

[扭转手臂]

（8）扭转手臂

①呈仰躺姿势，先让全身放松。

②先用右手，试着按顺时针和逆时针方向各扭转 1 次。看看往哪个方向扭转比较容易。

③用鼻子吸气再缓缓吐出，同时朝比较好活动的方向，轻松地扭转。

④在感觉最舒服的地方停下，吸一口气体会一下舒适感，再大口吐气让全身瞬间乏力。

⑤最后再用鼻子吸口气，"呼～"地大叹一口气。重复上述步骤 2～3 次。

　　人类原先是四脚行走，后来才进化到两脚步行，所以从人体构造上来看，调整肩膀和手臂，和调整腿部、腰部一样重要。肩膀或手臂消除不适之后，腰痛也跟着消失的案例并不罕见。反过来说，如果矫正了腰部歪斜，也能缓解肩膀僵硬；而脚踝或手腕疼痛这种局部型症状，也可以通过全身的平衡调整来纾解。

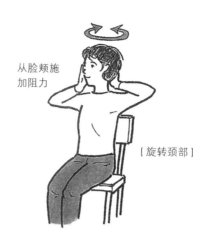

从脸颊施加阻力

[旋转颈部]

（9）旋转颈部

①坐在椅子上，先让全身放轻松。

②让颈部往左右旋转，感受往哪边转较容易。如果压住后脑勺的某处会痛，就把手掌贴在上面，同样试着往两侧转动颈部，再选择疼痛会消失的方向旋转，这是一种变化的做法。

③用鼻子吸气，一边缓缓吐出，一边让脖子舒服地转动，同时把旋转同方向的手掌，撑在同一侧脸颊上施加阻力。

④在感觉最舒服的地方停下，吸一口气体会一下舒适感，再大口吐气让全身瞬间乏力。

⑤最后再用鼻子吸口气，"呼～"地大叹一口气。重复上述步骤2～3次。

因为颈部骨骼负责支撑沉重的头部，所以负担很重，尤其在使用电脑引起眼睛疲劳、感觉整个头部变沉的时候，从脖子上半部到后脑勺周围都会僵化，旋转颈部体操法对这种情况很有疗效。而手臂麻痹常常是由于颈部歪斜所引起，如果配合调整骨盆或肩膀的体操法一起运用，可以更快康复。而在治疗扁桃腺或甲状腺的病症时，调整颈部也是不可或缺的一环。

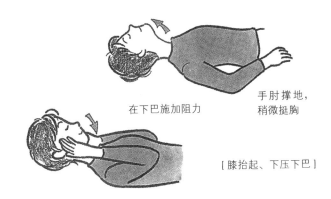

在下巴施加阻力

手肘撑地，
稍微挺胸

[膝抬起、下压下巴]

（10）膝抬起、下压下巴

①保持仰躺姿势，让全身放松下来。

②仔细感受是下巴往上抬比较容易，还是往下压比较轻松。

③下巴上抬的时候，用鼻子吸气再缓缓吐出，同时用手肘撑地稍微挺胸。而下压时把双手抵在下巴下方，用鼻子吸气再慢慢吐出，同时让下巴靠近颈部。

④在感觉最舒服的地方停下，吸一口气体会一下舒适感，再大口吐气让全身瞬间乏力。

⑤最后再用鼻子吸口气，"呼~"地大叹一口气。重复上述步骤 2~3 次。

　　睡前躺着看书或看电视，有时脖子会因此产生疼痛，甚至像是落枕之类的颈部歪斜症状，发作时的肌肉过度紧绷和胸椎及肋骨发生歪斜也有关联，所以必须针对脊椎整体去调整。因为颈部当中有许多连接头部与胸部的神经血管，因此要勤于保养；歪斜问题越早治疗越好，一旦发觉有异，请尽快使用体操法治疗。

2. 双人体操

双人体操法，是由实际动作的"动作者"，和从旁针对动向施加阻力的"辅操者"共同进行的体操法。"辅操者"不只是辅助的角色，还要与"动作者"的呼吸节奏同步，一起进入畅快的乏力感之中；双方必须具备这样的默契，因此进行体操法也会使辅操者身心舒畅。换言之，对于双方来说，这种体操法需要两人合力才能完成。

一般在进行课程时，做完单人体操之后，会继续进行双人体操。每当进入这个阶段，所有参加者彼此接触交流，会让现场气氛渐渐变得平和安稳，我想这是因为人与人之间的沟通交流，产生新的能量场的缘故。事实上大多数家庭中，家人之间的交流意外地少，所以双人体操也可以扮演家庭沟通的桥梁。若是独自一人生活，可以设法结交一起做体操的同伴，希望大家务必将体操法变成生活的一部分。

※ 动作者 = 实行体操法的人（以白箭头表示）

※ 辅操者 = 协助提供阻力的人（以黑箭头表示）

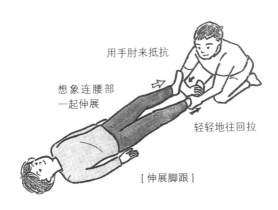

用手肘来抵抗

想象连腰部
一起伸展

轻轻地往回拉

[伸展脚跟]

（1）伸展脚跟

①动作者身体保持仰躺，先呼吸 1 次，让全身放松。

②左右脚跟轮流，用向外推的感觉慢慢地伸展，仔细感受哪一边伸展起来比较容易。

③用鼻子吸气再缓缓吐出，同时伸展容易动作的脚跟。

④辅操者用手肘对动作者向外伸展的脚跟施加阻力。

⑤动作者在感觉最舒服的地方停下，吸一口气感受畅快感，接着大口吐气让全身瞬间乏力。

⑥最后再用鼻子吸口气，"呼～"地大叹一口气。重复上述步骤 2～3 次。

髋关节有问题的人并不罕见，不少人平常感觉不到症状，在进行髋关节检查时才发现无法正常活动，明明平常没有什么病痛，但是在长时间行走或搬运重物之后，髋关节却会感到疼痛或沉滞。髋关节的歪斜问题是从骨盆歪斜演变而来，如果养成习惯用体操法来调整体态，髋关节就不易产生疼痛。

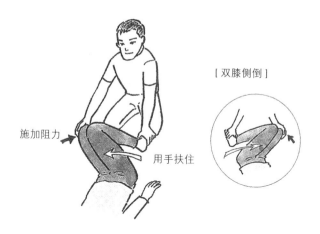

[双膝侧倒]

施加阻力

用手扶住

（2）双膝侧倒

①动作者身体保持仰躺，先呼吸 1 次，让全身放松。

②两腿弯曲呈直角，轮流向左右两边侧倒，仔细感受倒向哪一边比较容易。

③用鼻子吸气再缓缓吐出，同时让两边膝盖倒向容易下压的方向，在感觉最舒服的地方停住。

④这时辅操者一手对动作者的膝盖轻轻施加阻力，另一只手放在动作者脚踝上。

⑤动作者在感觉最舒服的地方停下，吸一口气感受畅快感，接着大口吐气让全身瞬间乏力。

⑥最后再用鼻子吸口气，"呼～"地大叹一口气。重复上述步骤 2～3 次。

　　演化为两脚步行的人类，容易发生腰痛或内脏下垂，所以必须经常矫正骨骼扭曲的问题。症状牵涉大部分内脏的时候，从骨盆到脊椎一定有某处扭曲变形。腹胀而容易胀气腹痛、感冒咳嗽不止、气喘频发、胃部刺痛和便秘久治不愈时，可以使用双膝侧倒①～④的双人体操法来缓解。

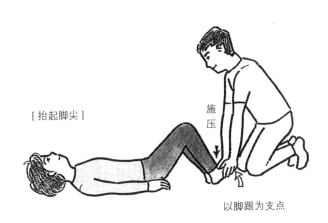

[抬起脚尖]

施压

以脚跟为支点

（3）抬起脚尖

①动作者身体保持仰躺，先呼吸一次，让全身放松。

②双脚打开与肩同宽，弯曲双腿让脚底能贴合地面。

③用脚跟抵住地面，以此为支点抬起脚掌。两脚一起往上抬比较舒服，还是某一边单脚抬起时比较舒服，请仔细去感受。

④用鼻子吸气再缓缓吐出，同时把脚掌抬到最舒适的高度。这时辅操者从正上方以手心贴着脚掌，轻轻施压。

⑤动作者在感觉最舒服的地方停下，吸一口气感受畅快感，接着大口吐气让全身瞬间乏力。

⑥最后再用鼻子吸口气，"呼～"地大叹一口气。重复上述步骤2～3次。

　　从事跑跳运动时，膝盖必须负责缓冲。感觉膝关节疼痛，或是难以弯曲时，用手去摸膝窝会感觉到硬硬的凝块，压下去就会痛，这个凝块就是膝关节周边承受过多负担的产物。只要解决骨盆或膝关节的扭曲问题，凝块和疼痛都会跟着消失。

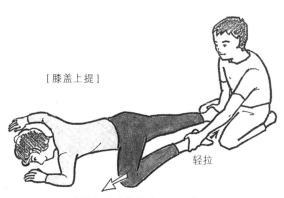

[膝盖上提]

轻拉

想象把膝盖拉往腋下的感觉

（4）膝盖上提

①动作者身体保持俯卧，先呼吸 1 次，让全身放松。

②试着从两侧轮流上提膝盖，仔细感受左右膝哪一边比较容易提起。

③用鼻子吸气再缓缓吐出，同时将易于活动侧的膝盖缓缓拉向腋下。此时辅操者轻轻握住动作者的脚踝，在动作者移动到感觉最舒服的位置时，轻轻拉扯。

④动作者在感觉最舒服的地方停下，吸一口气感受畅快感，接着大口吐气让全身瞬间乏力。

⑤最后再用鼻子吸口气，"呼～"地大叹一口气。重复上述步骤 2 ～ 3 次。

体操法将此动作称为"青蛙"。人只要一趴下来就自然变成青蛙的姿势，这是感觉最舒服的时候，就算只是暂时维持这种舒服的状态，也能让身体渐渐放松下来。让身体处在舒适的状态，贴近原始快活感，用最舒服的姿势开始活动，是体操法的基本概念。

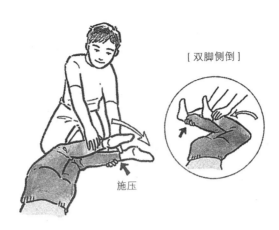

[双脚侧倒]

施压

（5）双脚侧倒

①动作者身体保持俯卧，先呼吸 1 次，让全身放松。

②双腿弯曲 90°，两只脚一起往左或右边倒下，试着感受倒向哪一边比较轻松。

③用鼻子吸气再缓缓吐出，同时往轻松的方向倒下。在感觉最舒服的地方停下来。这时辅操者握住动作者的脚踝施加阻力。

④动作者在感觉最舒服的地方停下，吸一口气感受畅快感，接着大口吐气让全身瞬间乏力。

⑤最后再用鼻子吸口气，"呼～"地大叹一口气。重复上述步骤 2 ～ 3 次。

急着扭腰或是搬起重物时，容易闪到腰，闪到的瞬间几乎不能动弹，而且明明腰在痛，却连脖子也无法转动。碰到这种情况，首先要采取最舒服的姿势，然后试着让手腕或脚踝等离腰部较远的关节，朝比较舒适的方向活动。慢慢地，腰部就会渐渐变轻松了。

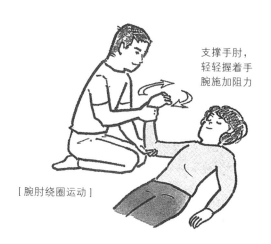

支撑手肘，
轻轻握着手
腕施加阻力

[腕肘绕圈运动]

（6）腕肘绕圈运动

①动作者身体保持仰躺，先呼吸 1 次，让全身放松。

②前臂垂直立起，让手腕到手肘顺时针、逆时针方向各绕几圈试试，感觉一下怎么转比较轻松。

③用鼻子吸气再缓缓吐出，同时以轻松的方向绕圈。这时辅操者从反方向施加阻力。

④动作者在感觉最舒服的地方停下，吸一口气感受畅快感，接着大口吐气让全身瞬间乏力。

⑤最后再用鼻子吸口气，"呼～"地大叹一口气。重复上述步骤 2 ~ 3 次。

有时因为打棒球、网球造成手肘疼痛，或是在电脑前长时间敲打键盘引起手腕、手肘发痛。手肘会痛的时候，原因不仅来自手肘本身，也和肩膀或脊椎歪斜有关。

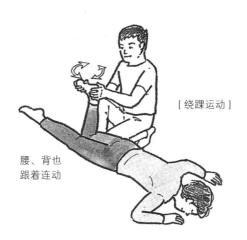

[绕踝运动]

腰、背也
跟着连动

（7）绕踝运动

①动作者身体保持俯卧，先呼吸 1 次，让全身放松。

②单脚屈膝往上垂直立起，脚踝往顺时针、逆时针方向各绕几圈，试着感觉往哪边转比较轻松。

③用鼻子吸气再缓缓吐出，同时朝较轻松的方向绕圈。

④辅操者一只手放在动作者的脚跟，另一手在绕圈的脚趾处轻轻施加抗力。

⑤动作者在感觉最舒服的地方停下，吸一口气感受畅快感，接着大口吐气让全身瞬间乏力。

⑥最后再用鼻子吸口气，"呼～"地大叹一口气。重复上述步骤 2～3 次。

　　这项体操法能够矫正扭转错位的荐椎。荐椎是构成骨盆的其中一套骨骼，如果骨盆和腰椎的肌肉、韧带变紧，荐椎就会扭转错位，连带造成整条脊椎产生歪斜。

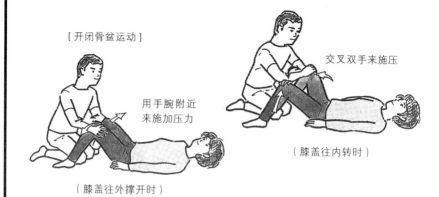

[开闭骨盆运动]

用手腕附近
来施加压力

（膝盖往外撑开时）

交叉双手来施压

（膝盖往内转时）

（8）开闭骨盆运动

①动作者身体保持仰躺，先呼吸 1 次，让全身放松。

②膝盖弯曲 90°，两脚打开与肩同宽。试着感觉一下，两膝往外撑开，或是往内转比较轻松。

③往外撑比较轻松时，用鼻子吸气再缓缓吐出，同时两膝朝外撑开。辅操者用双手像是要夹住膝盖一样，给予适度阻力。往内转较轻松时，辅操者则是交叉双手往两边施压。

④动作者在感觉最舒服的地方停下，吸一口气感受畅快感，接着大口吐气让全身瞬间乏力。

⑤最后再用鼻子吸口气，"呼～"地大叹一口气。重复上述步骤 2～3 次。

　　骨盆是由两边形状像蝴蝶一样的髋骨（注：髋骨是髂骨、耻骨和坐骨的合称）、三角形的荐椎以及尾椎所构成。这是全身骨骼之中，男女差异最大的部位。许多女性在产后形成慢性腰痛，这时也可以通过体操法舒缓骨盆的肌肉、韧带，让扭曲的部分复原，自然不再受苦。而在怀孕期间进行伸展脚跟、双膝侧倒等体操法，可以让生产更顺利。

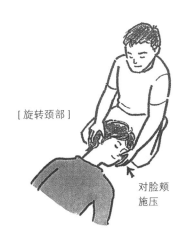

[旋转颈部]

对脸颊
施压

（9）旋转颈部

①动作者身体保持仰躺，先呼吸 1 次，让全身放松。

②试着让颈部往左右转，感觉一下往哪边转比较轻松。

③用鼻子吸气再缓缓吐出，同时朝较轻松的方向转动。

④如果动作者转向右边，则辅操者把手放在右脸颊上，轻轻施加抗力。反之亦然。

⑤动作者在感觉最舒服的地方停下，吸一口气感受畅快感，接着大口吐气让全身瞬间乏力。

⑥最后再用鼻子吸口气，"呼～"地大叹一口气。重复上述步骤 2～3 次。

　　进行动诊时，辅操者要用整个手掌支撑头部予以协助，重点在使操作者颈部尽可能沿身体中线转动。耳鸣、晕眩和鼻炎等症状，都和颈部以及颅骨歪斜有关。重复进行两三次体操法之后，请再利用动诊确认，颈部左右转动的状况是否相同。如果依旧感觉有异，请再试试绕踝运动、双膝侧倒等调整骨盆的体操法。

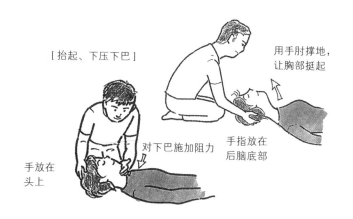

[抬起、下压下巴]

用手肘撑地，
让胸部挺起

对下巴施加阻力

手指放在
后脑底部

手放在
头上

（10）抬起、下压下巴

①动作者身体保持仰躺，先呼吸 1 次，让全身放松。

②下巴往上抬比较容易，还是往下压比较轻松，请仔细去感受。

③鼻子吸气再缓缓吐出，同时往感觉舒适的方向活动。

④选择上抬时，辅操者把手轻轻放在后脑底部（脖根处），而选择下压时，则是在下巴施加阻力。

⑤动作者在感觉最舒服的地方停下，吸一口气感受畅快感，接着大口吐气让全身瞬间乏力。

⑥最后再用鼻子吸口气，"呼～"地大叹一口气。重复上述步骤 2 ~ 3 次。

　　若是长时间对颈部歪斜问题置之不理，等到歪斜成为痼疾就难以治疗了。颈部突感疼痛时，一定要从调整腰腿的体操法开始，逐步进行到颈部体操法为止。就结果来说，虽然这时候注意力会一直被疼痛部位吸引，但是不要着急，按部就班从双脚开始治疗，才是痊愈的捷径。

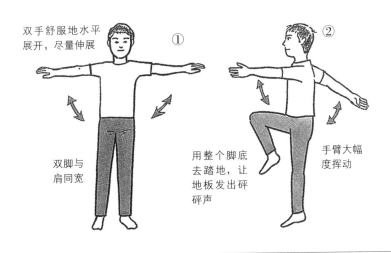

双手舒服地水平展开，尽量伸展 ①

双脚与肩同宽

用整个脚底去踏地，让地板发出砰砰声

② 手臂大幅度挥动

3. 体操的基本动作

基本姿势：双脚平行打开与肩同宽，小腹微微用力，想象让重心沉在身体中央，视线集中在正前方的一点之上。

① 鼻子吸气，在吐气的同时双手慢慢往两边抬到水平。吸一口气，数到三再吐气，放松手臂让手一下子往下掉。如果有一只手抬起比较吃力，把重心移动到比较吃力那一侧，就可以让两手呈一直线了。最后重复动作 2～3 次。

② 微收下巴笔直站好。膝盖抬高开始踏步，手臂也前后挥动到肩膀高度。踏步时脚底要确实踏稳地面，以三呼一吸（吐气 3 次再吸气 1 次）的节奏进行，约 30～50 次。

③ 鼻子吸气，一边吐气一边慢慢前屈上半身，头部和手放松自然垂下。在感觉最舒畅的位置吸一口气，微微抬头，接着一边吐气一边直起上半身。后仰时同样停在最舒服的地方，吸一口气再吐出，同时恢复直立状态，重复2~3次。

④ 鼻子吸气，一面缓缓吐气，一面让上半身往左倾。这时候重心移到右脚，左手按着腰往右边推。在最舒适的位置停住，吸一口气再吐出，同时身体回到原状。反方向也以同样方式进行，重复2~3次。

⑤ 鼻子吸气，再慢慢吐气，同时朝左边旋转上身，中心放在左脚。在最舒服的角度停下，吸一口气，在吐气的同时身体恢复原状，相反方向亦然，重复2~3次。

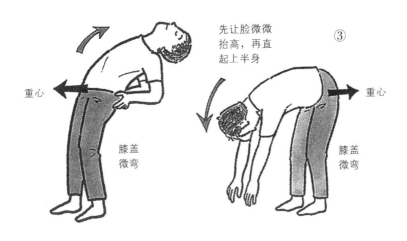

③

先让脸微微
抬高，再直
起上半身

重心

膝盖
微弯

重心

膝盖
微弯

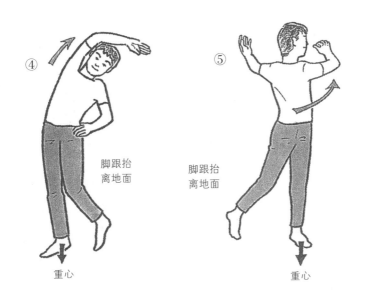

④

脚跟抬
离地面

重心

⑤

脚跟抬
离地面

重心

⑥ 鼻子吸气，一边缓缓吐气一边踮起脚尖，同时双手往正上方伸展，伸展到最舒服的状态时停住，卸掉脚跟和双手的力量，一口气放下来（如果腰或膝盖会痛，放下的动作就不要勉强做太快），重复 2~3 次。

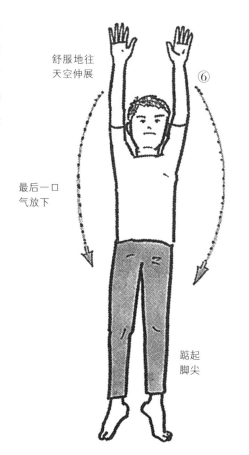

舒服地往天空伸展

⑥

最后一口气放下

踮起脚尖

注意事项
● 活动时要记得遵守重心移动法则和安定重心法则。
● 容易活动的方向，次数稍微多做一些，就能找回平衡。

❸ 颅骨和荐椎的手掌疗法

大家应该都有以下的经验：肚子不舒服，或是牙齿痛的时候，不自觉地把手放在会痛的地方，其实我们在生活中常常不知不觉使用了物理治疗。所谓的"颅骨和荐椎的手掌疗法"，就是将手掌按在身上，借此矫正头（颅骨）和荐椎的歪斜，进而改善脑脊髓液的流动，是一种提高治愈力的疗法。

颅骨发生扭曲？也许各位会觉得很意外。事实上，因为交通事故或从高处落下造成的强烈冲击，还有生产时利用接生钳或真空分娩的影响，都有可能使颅骨产生歪斜。颅骨歪斜不但会影响脑脊髓液的流动状况，诱发慢性疲劳或偏头痛等的案例也不少见。

"颅骨"并不是一块骨头，而是由15种共23块骨骼构成的复杂构造。最重要的大脑就存放在颅骨之中，脸部也有眼、鼻、嘴等器官，因此颅骨不正也会直接影响鼻病或咬合不正等病症。

由脑与脊髓组成的中枢神经系统，肩负着生命活动的重责大任，而这块圣地由称为髓膜的膜保护。这层膜从外而内可分为硬膜、蜘蛛膜和软膜三层，而膜与膜之间则有脑中脉络丛分泌的脑脊髓液，依照固定的循环模式在脑与脊髓的表面流动。脑脊髓液肩负为神经输送养分和激素，以及排泄废物等重责大任，所以脑脊髓液的流动对中枢神经系统及全身机能具有极大影响。

包覆中枢神经的三层膜之中，最外侧的硬膜就紧贴在颅骨、颈椎还有荐椎上面，因此，从脖子到腰部一带的骨骼发生歪斜，会使硬膜歪斜而导

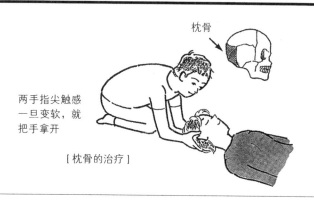

枕骨

两手指尖触感
一旦变软，就
把手拿开

[枕骨的治疗]

致脑脊髓液流动不顺。所以在进行颅骨和荐椎的治疗之前，先通过体操法来矫正整体的歪斜问题是很重要的。

依照症状不同，需要将手掌安放枕骨、颞骨或头盖骨等不同部位分别治疗，感觉上这项治疗法专业程度提高了不少。不过，即使没有专业技术或知识，单纯把手贴于其上也可以。光是这么做就能够调整歪斜，改善脑脊髓液的流动，复原呼吸运动及体液循环，进而增加生命力，提升自愈力。遭受精神创伤时，甚至在身体受到强烈冲击时，都能作为急救方法使用，堪称体现物理治疗真正价值的方法。

1. 枕骨的治疗

人在累积许多压力之后，会有肩膀僵硬、颈部疼痛以及后脑勺周围感觉苦闷不适的情形。由于枕骨和颈部的骨骼相连，所以脊椎若有歪斜就会直接影响到后脑，身体的扭曲会造成整个后脑勺紧绷。

枕骨的治疗，是利用除拇指以外四指的指尖，贴在颈骨与枕骨的接点上，手掌则包覆住整个枕骨。手刚放上去的时候，指先会有碰到硬物的触感，稍待片刻感觉就会变成在触摸柔软的皮肤一样，一旦触感变软就慢慢把手拿开，对眼睛疲劳、头痛和慢性鼻塞都有疗效。进行体操法或内脏疗法之后，把手放在枕骨上进一步提升疗效，也是不错的选择。

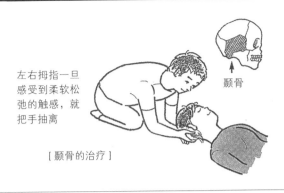

左右拇指一旦
感受到柔软松
弛的触感，就
把手抽离

颞骨

[颞骨的治疗]

2. 颞骨的治疗

头部侧面容纳了听觉和平衡感的器官，所以颞骨不正和耳鸣、重听或晕眩等症状都有关系；而颞骨也会受到骨盆或脊椎扭曲影响，尤其是驼背也会引起颞骨歪斜。

如果小朋友常常复发中耳炎，可以把手贴在小朋友头上，光是这样就有效果了，同时对耳鸣、偏头痛等症状也有疗效。

负责治疗的人，把手掌交叠，用拇指沿着对方的颞骨按上去，刚放上去时会感觉左、右或是两边都有硬硬的触感，稍待片刻，按住的地方会由硬变软，一旦触感变软就把手慢慢抽离即可。

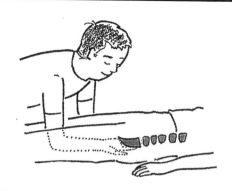

手肘靠在
地上固定住

[荐椎的治疗]

3. 荐椎的治疗

　　据说荐椎在拉丁语中有"神圣的"之意。荐椎保护、支撑着重要的生殖器官，而古人相信这块骨骼是人死后最晚腐朽的骨头，而身体其他部位都能以荐椎为中心再度复活，因此被认为是神圣之骨。

　　荐椎扭曲不正会对身体造成许多影响，无论是今日或是古代，荐椎的重要性从来没有改变。

　　荐椎治疗的方式，是由负责治疗的人，将手掌伸进对方的双腿之间，五指微张放在荐椎的位置上。进行时请务必询问治疗对象感觉是否舒畅或不快，这份舒畅感会渐渐提升自愈力。在完成体操法之后，再以手掌保养荐椎，能够缓和骨盆的肌肉、韧带紧绷，改善腰痛的情况。

专栏 2 半身浴

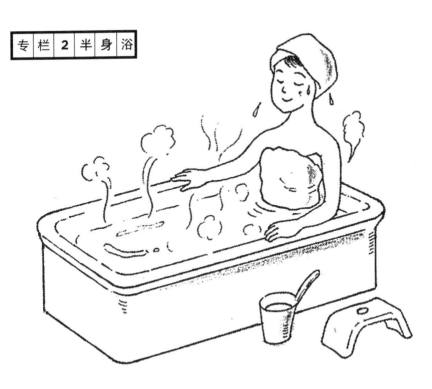

以温热（约38℃）的水浸泡到胸口附近，让下半身慢慢进入水中，而避免将手也泡进去。时间则以上半身开始出汗为准，并且依照季节和个人体质等因素，来调整温度。

肩膀发冷的时候，可以把干毛巾放在肩上，拿一个大塑料袋包住肩膀来防水，注意不要盖住头。先洗一下身体和脸，再用干毛巾擦拭上半身和头部，最后再泡一次半身浴。

虽然以淋浴代替泡澡的人有增加的趋势，但是泡澡促进发汗，使多余水分排出身体是有必要的。尤其是夏天这种流汗的季节，待在冷气房里不会流汗，使得多余的水分累积于体内，这种被称为"水毒"的情况，容易造成手脚冰冷、过敏或妇科疾病等病症，所以请多利用半身浴好好出一身汗吧！

CHAPTER

3

提高免疫力的内脏疗法

在众多内脏之中，以肝、肾、脾三个脏器为中心，呈三足鼎立的姿态保护整个身体。因此，不损及这三个内脏的生活习惯，就是避免生病的健康法。由于疾病会造成这三个脏器机能下降，只要采用让机能复原的方法，就能恢复健康。这是多田政一先生在昭和初期提倡的综统医学（"综统医学"，是多田政一先生统合中医及西医而形成的第三医学，现今日本多改称"生活医学"）的基本思维。

综统医学，是将近代生理学与中医思维加以整理统合的医学概念。在人体生命活动中，肝脏负责统整加工身体必需营养，肾脏负责处理代谢废物，脾脏则是免疫中枢。而利用温热调整法，可通过体感舒适的温度，活化三个内脏的功能；此外还有微血管震动法、金鱼运动、天足法、踏棒运动和脚心操作回转法等等，对血液、淋巴液的体液循环有所助益，进而提升全身免疫力。

● 关于肝脏、肾脏、脾脏和胸腺的运作

1. 肝脏

中医自古以来便以五脏六腑来统称内脏，古人早已明白肝脏和肾脏在内脏的运作中扮演中心角色。

肝脏位于上腹部右方，是重达 1300 克的大型内脏。肝脏最重要的功能，就是统合体内所有营养。由肠胃消化而来的营养物质，通过肝门静脉进入肝脏，再将营养加工成身体能够吸收的形态。此外还负责解毒、分解食物中的有害物质、肠内腐败产生的毒素、药剂和多余的蛋白质。肝脏也分泌胆汁以助于消化脂肪。在综统医学的理论中，胆汁拥有强力的杀菌作用，同时能给予细胞活力，从小肠被淋巴吸收的胆汁，经由脾脏而循环全身，提升免疫能力。另外，返回心脏的静脉血液也仰赖肝脏保持稳定，在血液循环中有重要地位。

2. 肾脏

肾脏位于脊椎两侧，高度在第十一胸椎和第三腰椎之间。成人肾脏单颗重约 130 克，外形状似蚕豆。肾脏的工作是将人体活动代谢的废物，转化成尿液排出体外。肾脏中的肾小球一整天约可滤出 180 升的滤液，而其中身体必要的水分及成分（氨基酸、糖分）由肾元再度吸收。通过这种机制来调整体内的水分和矿物质，让人体酸碱值保持稳定。肾脏这种先过滤再吸收的两阶段程序，就像是血液的净水场一样。

3. 脾脏与胸腺

　　脾脏位于左侧腹，紧邻横膈膜下方，呈海绵状，重约 120 克。和胸腺共同担当免疫系统的主角。脾脏负责处理侵入血液的异物或细菌（抗原）等有害物质，必要时针对目标生产抗体。而脾脏收缩之后能够释出 0.6 ~ 0.8 升的血液，同时具有调整全身血量的功能。另外也负责分解处理老化的红细胞。胸腺是免疫系统的司令塔，而脾脏则是执行任务的实行部队。

⊜ 有效的
内脏疗法

　　肝、肾、脾脏与胸腺运作良好，就是享受健康生活的关键。疾病会使这些器官衰弱，造成能量不足，无法善尽原本的职责，而温热内脏使其舒缓，便能从身体外侧补充不足的能量，协助内脏运作进而提升自愈力。

　　温热的部位共有胸腺、肝脏、小肠、脾脏、肾脏、荐椎、脚底七个基本位置；温热方法则有活生器、魔芋温湿布、纠励根、纸箱灸等等。热疗的适宜温度，就是让自己感觉舒服的温度，唯一例外的是脾脏，必须冷敷或使用小型熨斗、活生器轻轻热敷一下即可（避免烫伤）。温热七个基本部位时，要针对特别羸弱的内脏做重点热疗，整套疗程 15 ~ 30 分钟，如果已经生病了，热疗过度反而会使身体更加疲劳，尤其是症状严重时，必须减少疗程时间，等到身体好转再渐渐拉长时间。而当身体暖和以后，需要静卧一段时间，避免在入浴或用餐前后 30 分钟施行。

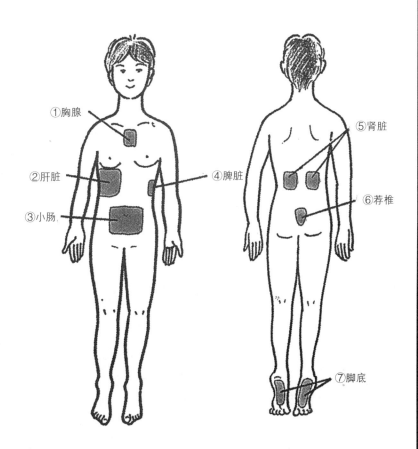

①胸腺

②肝脏

③小肠

④脾脏

⑤肾脏

⑥荐椎

⑦脚底

仰躺时，温热胸腺、肝脏、小肠各 1~2 分钟

[温热疗法的 7 个基本部位]

1. 活生器

活生器是一个陶制的双层构造圆筒，使用时将艾草放入，点燃，再盖上盖子，利用橡皮泵灌注空气，让熏烟从圆筒另一端漫出，直接接触于皮肤上。而活生器当中燃烧的干艾草，能放射出远红外线，能够缓和刺激，让舒适的热度温暖到体内。

因为艾草熏烟直接接触到皮肤，药效会自皮肤渐渐渗入体内，从癌症、自体免疫疾病、过敏性皮肤炎，到感冒引起的咳嗽发烧症状，以及慢性鼻炎、中耳炎等等病症，都具有疗效，尤其在妇科疾病上，更是效果显著。

〈热敷方法〉

仰躺时，温热胸腺、肝脏、小肠各 1 ~ 2 分钟，对脾脏轻触即放，给予热刺激 3 次（避免烫伤），做完一轮约 5 分钟，重复 2 ~ 3 轮。接着翻身呈俯姿，温热肾脏、荐椎、脚底各 1 ~ 2 分钟，做完一轮约 5 分钟，重复 2 ~ 3 轮。

一般而言，从基本的 7 部位进行温热，再针对能量不足的器官部位重点照顾，特别是在全身都能量不足的情况，热敷一下脚心便能达到补充生命能量之目的。

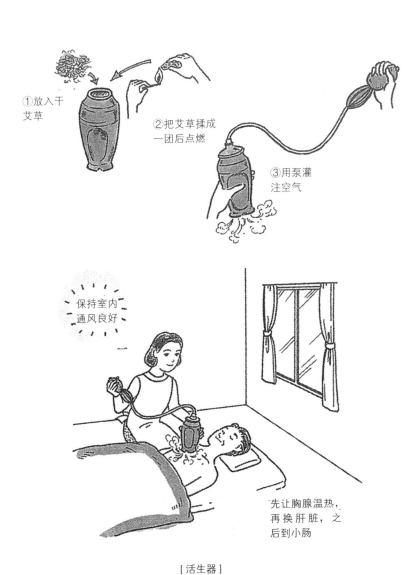

①放入干艾草

②把艾草揉成一团后点燃

③用泵灌注空气

保持室内通风良好

先让胸腺温热，再换肝脏，之后到小肠

[活生器]

2. 魔芋温湿布

热疗分成"干热"和"湿热"两种不同性质的方法，活生器和魔芋疗法产生的热，皆是属于后者。"湿热"的特征是热度会持续而缓慢地渗进体内，使用时可依照个人体质和感受来调整。

首先准备4块魔芋和几条毛巾。用大锅装水，放入魔芋和盐少许，煮滚后转小火，续煮10～15分钟。热好的魔芋先沥干水分，每一块都用毛巾裹上两层，在基本的几个位置上舒服地热敷。如果觉得魔芋太烫就多包几层毛巾，调整到舒服的温度为止。如果多盖一层浴巾，便能让魔芋的热度维持更久，若以装水容器保存用过的魔芋，就能重复多次使用。

〈热敷方法〉

一开始请先仰躺，在肝脏和小肠（以肚脐为中心的腹部位置）各热敷30分钟，再冷敷1分钟；脾脏则用冷魔芋或铁铝罐凉饮冷敷10分钟。接着转身俯卧，在脚底和肾脏各热敷30分钟，最后冷敷1分钟。基本顺序是"先温热后冷敷"，如果觉得冷敷不舒服，只进行热敷亦可。

如果要帮小朋友热敷时，用舒服的温度替肝脏和脚底热敷，脾脏部位让妈妈用手贴着即可。5岁以下的幼儿热敷10～15分钟，5～10岁以20～30分钟为限。如果一开始温度太高会让小朋友对热敷感到厌恶，所以毛巾要仔细调整到舒服的热度；突然发烧时，可以把疗程拉长至3小时，配合枕骨疗法更具效果。

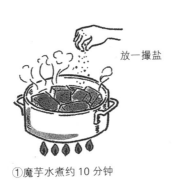

放一撮盐

①魔芋水煮约 10 分钟

②毛巾裹两三层

小肠

肝脏

用舒适的
温度热敷

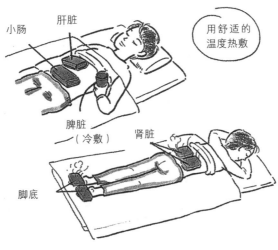

脾脏
（冷敷）

肾脏

脚底

[魔芋温湿布]

3. 纠励根

纠励根是日本一种以中药为原料、呈深绿色粉状的温湿布药剂，从肩膀僵硬、腰疼、手腕脚踝扭伤，到肺炎、扁桃腺炎、乳腺炎等等病症，应用广泛，有镇痛消炎的疗效。纠励根通常被当作重要的家庭常备药品，不过在快活疗法中，主要应用于内脏治疗上。在刚开始感冒，身体阵阵发冷时，只要贴上纠励根休息一晚，隔天就会恢复元气；对肾脏病、肝病和自体免疫疾病等病症进行内脏治疗时，也是不可或缺的一品。

〈**热敷方法**〉

将纠励根搅拌至如美乃滋一样的稠度（加水搅拌），把调好的纠励根涂在外敷用贴布上2～3毫米，分别贴在肝、肾、脾、小肠和脚底，稍待片刻就会产生暖热的感觉。实际使用时，温热效果可持续七八个小时，而药剂的水分全部干掉时代表药效吸收了，所以无须保持药剂的湿润。

如果手边没有专用贴布，可以将双层厨房纸巾撕成两张，把纠励根夹在中间，利用缠腹带把药剂牢牢贴于各部位，而腿部无力时，也可以贴在小腿肚上热敷。

此外，几个需要注意的地方：小朋友和皮肤容易起红疹的人，使用时将纠励根加上等量面粉一起调制，可以缓和刺激性。如果感觉到

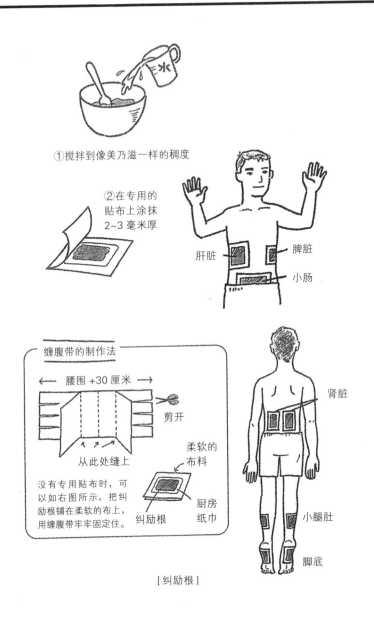

①搅拌到像美乃滋一样的稠度

②在专用的贴布上涂抹2~3毫米厚

肝脏

脾脏

小肠

缠腹带的制作法

← 腰围 +30 厘米 →

剪开

从此处缝上

没有专用贴布时，可以如右图所示，把纠励根铺在柔软的布上，用缠腹带牢牢固定住。

柔软的布料

纠励根

厨房纸巾

[纠励根]

肾脏

小腿肚

脚底

过烫或痒得难以忍受时，切记要立刻直接取下。热敷时，须避开眼睛、黏膜、湿疹、红疹和伤口周围，也避免贴在心脏位置；而在剥下药布以后，至少间隔 2 小时才能入浴。

4. 电子温灸器

　　使用这项疗法时，可以体会到与活生器或魔芋略微不同的舒畅感。电子温灸器是利用电产生热能。前端接触皮肤的部分是凹凸不平的滚轮，又带有温热感，因而产生接近针灸的效果。用于基本的 7 部位，如果有人可以帮忙，便能进一步对荐椎到脖根的整条脊椎，进行温和舒畅的刺激，让紧绷的全身得到放松。

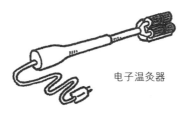

电子温灸器

[电子温灸器]

5.纸箱灸

　　"箱灸"是一种木制无底的方箱，里面架着一张金属网，在网上点燃艾绒（注：采集艾草叶绒毛加工而成）进行热疗。虽然适合在家治疗时使用，不过市售价格稍贵，难以推广，一般家庭，可以选择运用瓦楞纸与厨房水槽滤网，自行制作纸箱灸。

　　在进行纸箱灸时，仰躺的时候对肝脏和腹部热疗，俯卧的时候则放在肾脏和荐椎上，而趴俯的时候，则须请人帮忙稳住纸箱灸。纸箱灸使用温灸用的艾绒，将其点燃后进行热疗，燃烧时产生的热度会一点一滴透入身体深处。因为此种特性，对腹部热疗时，整个腰部都会感到舒服的温热，除了内脏之外，对于膝、肘和肩痛等症状也有效。

〈热敷方法〉

【材料】

瓦楞纸、不锈钢制滤网、胶布

【制作方法】

①让瓦楞纸的纹路垂直朝向自己，画出纵高15厘米、宽38厘米的长方形，用美工刀切下。接着，横向间隔9.5厘米，画出3条纵向折线，得到4个面。

②在距离上缘2.5厘米处，画一条横线，在每一面横线的两端，各留2.5

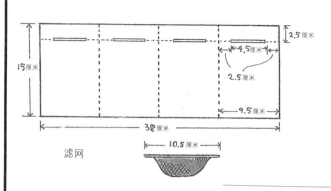

滤网

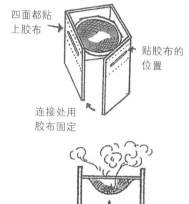

四面都贴上胶布

贴胶布的位置

连接处用胶布固定

从下方点火

纸箱灸让身体相当舒服

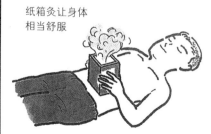

[纸箱灸]

厘米，标上记号。每一面的2个记号之间，有4.5厘米的横线，用美工刀沿线切开，割成约3毫米宽的横沟，作为固定滤网之用。

③用尺压住纵向折线，折出4个面，把滤网边缘镶进横沟中，围成箱子的形状。先以橡皮筋固定，再拿胶布黏住相接的2个侧边，最后缠一圈胶布，稳固滤网的边缘。

【使用方法】

取5克温灸用艾绒，轻揉成丸状，放在滤网上，再拿打火机从滤网下方点燃，5克艾绒约可持续10分钟热度。把纸箱移到肚子上时，一定要用双手稳稳拿着，如果觉得会烫就移动一下位置，避免烫伤。

专栏 3 善用生活周遭的药草

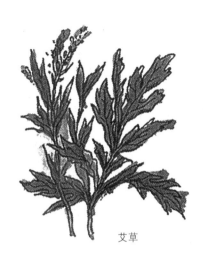

艾草

　　生长在郊外的、山上的各种不知名花草，以及在城市中抓住一点点泥土就能拼命生长的小草，人们习惯以"杂草"来称呼这些植物，但是却不知其中有些可供食用，甚至不少植物在特定情况下，能够用以保健养生。

〈艾草〉

　　艾草是菊科多年生植物，中药称为"艾叶"。早春的嫩叶被日本人称为"饼草"，替艾草团子增添鲜艳的色彩和香气，而用在温灸的"艾绒"，是采集艾草叶绒毛加工而成。在刚开花的时节，把艾草露出地面的部分整个采下，在太阳底下晒干以后，可以用来泡茶，也能供活生器使用。

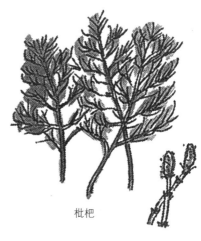

枇杷

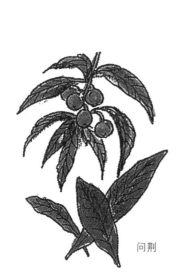

问荆

〈**枇杷**〉

　　蔷薇科常绿乔木，一年四季都能采集叶子。用水洗净后以剪刀剪成小片，日晒干燥后能够泡成茶饮。鲜叶可以放在皮肤上，再用熨斗或魔芋隔着叶片加温，就是简单的枇杷叶热疗了，此外，以枇杷叶浸液（将枇杷叶切碎后，以 35 度烧酒浸泡即可）擦在皮肤上，再进行热敷也是方法之一。

〈**问荆（又名"木贼草""接骨草"）**〉

　　木贼科多年生蕨类。割下长出地面的部分，水洗之后日晒干燥。问荆自古以来作为肾脏用药，炒制后泡茶有利尿功效，解热与止咳的效果亦佳。

三 足部运动法

健康的腿代表健康的身体

　　山梨县上野原町的枥原地区，是日本屈指可数的长寿村。该地群山环绕，而习惯以未精制杂粮谷类为主食，被认为是长寿的主要原因之一，但值得注意的不只是饮食方面，居住在山林之中，人们必须天天跋山涉水，而经常行走这一点，正是全世界所有知名长寿地区的共通之处。

　　综统医学十分重视腿部保健，认为"腿部衰弱即为万病之源"。通过走路之类的足部运动，去锻炼被称为"第二心脏"的双腿肌肉，是公认的长寿之道。

　　从心脏送往全身的动脉血液，在心脏泵血、细胞渗透压、重力影响等作用的帮助下，将氧气和营养输送到全身上下的细胞。然而，承载二氧化碳与代谢废物的静脉血液，返回心脏时却会产生问题；因为地心引力之故，上半身的静脉血液返回心脏较为容易，可是下半身的静脉血液不但要抵抗地心引力，而且得不到心脏泵血的协助。这时腿部肌肉就能发挥极大的作用，在腿肌重复进行收缩和放松的过程中，会一步步压迫血管和淋巴管，把静脉血和淋巴液往上推。因为腿部肌肉就像挤乳一样地推送着静脉血与淋巴液，这套机制又称作"挤乳作用"，通过此机制，使静脉血液和淋巴液从双脚回到腹部，而腹腔中的内脏经由横膈膜收缩舒张的动作，将这两种液体适度压缩后送回心脏。

从走路开始做起

人类演化成双脚步行之后，开始出现内脏下垂或腰痛，甚至是循环系统的问题。一旦下半身血液循环不良，会使人头昏眼花，或引起万病根源的"手脚冰冷"症状，这也是导致生病的一大主因。改善下半身循环不良的秘诀，就是迈开双脚去走路。双腿拥有全身 2/3 的肌肉，腿部运动不只强健下半身，也能改善全身血液循环，其中又以小腿肚肌肉特别重要，所谓的"第二心脏"主要指的就是小腿肚肌肉。

此外，双腿同样是"抗重力肌"，为了抵抗地心引力维持直立姿势，肌肉被迫变强壮。而通过抗重力肌的刺激将警示信号送往大脑，能够促进大脑活化。走路锻炼肌肉，同时也对大脑的运作有极大影响，久卧不起的老人容易发生失智症，抗重力肌的衰弱也是原因之一。

而走路也能调整骨盆或脊椎等运动方面的歪斜问题，还能预防腰痛或肩膀僵硬。现代已经成为汽车社会，虽然在大都市生活中人们渐渐离不开汽车，但建议每个人平常有机会能走路的时候尽量走路，若是运动不足的朋友，可以妥善使用"足部运动法"，来改善你的下半身血液、淋巴液循环。

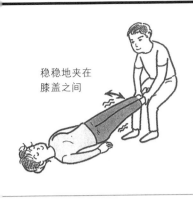

稳稳地夹在
膝盖之间

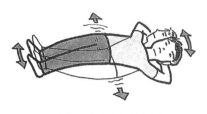

[金鱼运动（单人操作）]

1. 金鱼运动

〈单人操作〉

双脚并拢，仰躺于地上，双手交叠垫于后脑勺，模仿鱼游泳的动作，左右摇摆身体。

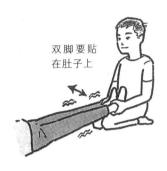

双脚要贴
在肚子上

[金鱼运动（双人操作）]

〈双人操作〉

请他人协助完成的方法有 2 种。一种方法是请辅操者半蹲，抓紧动作者的两脚踝上方（脚脖子），再把手腕固定在膝盖之间，一面向动作者确认摆动幅度，一面左右摇摆。另一种方法则是将动作者的脚，放在辅操者的大腿上，再抓着脚踝上方，将双脚拉向腹部，动作时辅操者的身体要跟着一起左右摆动。

这项运动会振动身体，改善血液、淋巴循环，同时矫正骨盆和脊椎歪斜，从而调整全身神经机能。早晚各做 1 次，每次 3～4 分钟。

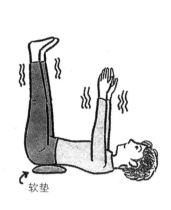

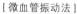
软垫

[微血管振动法]

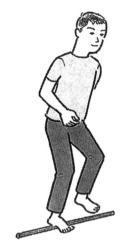

[踏棒运动]

2.微血管振动法

　　仰躺在地上，让四肢向上伸，尽量维持垂直（将软垫置于屁股下面为佳），一边吐气一边微微振动。这项运动的概念在于，血液循环的原动力来自全身的微血管，可以借着本动作改善全身血液、淋巴循环。早晚各做 1 次，每次 3 ~ 4 分钟。

3.踏棒运动

　　准备一根直径 2 ~ 2.5 厘米的棒子，每天早晚各踏 10 ~ 15 分钟。平常很少走路的人，这项运动可以满足一天的运动量。

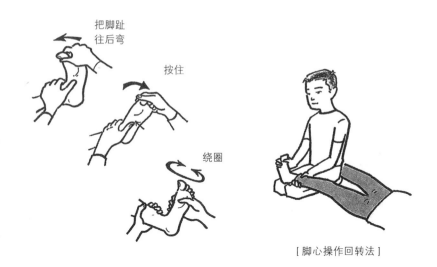

把脚趾
往后弯

按住

绕圈

[脚心操作回转法]

4. 脚心操作回转法

　　此法需两人共同操作。辅操者抓住脚背，另一手将五只脚趾往脚背方向弯、再往脚心弯，弯折趾头的时候，负责固定的那只手，大拇指要按住脚心（脚弓），以上重复 50 次。接着，一只手支撑于脚脖子下方，另一只手让脚掌往顺时针、逆时针方向，分别各转 30 次。

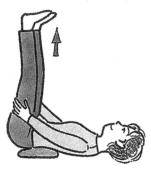

垫一个软垫比较舒服

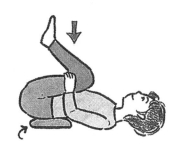

[天足法]

5. 天足法

仰躺在地上，双腿垂直向上举起，让脚慢慢弯起来，直到膝盖贴到身体为止，动作时用双手扶着膝盖后方辅助支撑。吐气的同时让双腿顺势往正上方伸展。

这项运动法可以改善下半身血液循环，同时锻炼腹肌。重复做 50～150 下，一开始先从少量做起，再慢慢增加次数。

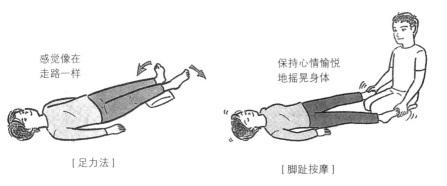

感觉像在
走路一样

[足力法]

保持心情愉悦
地摇晃身体

[脚趾按摩]

6. 足力法

保持仰躺姿势，垫一个枕头或软垫于脚踝，让脚跟离地 10 ~ 20 厘米；
脚掌轮流活动，左右各做 200 下。

7. 脚趾按摩

双手轻握，以拇指与食指依序按揉活动者的每根脚趾，按摩的时候要
询问对方是否感到舒适，改善末梢循环就能达到舒缓全身的目的。

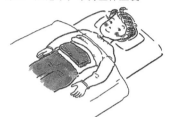

专栏 4 生姜的妙用

将适当温度的毛巾敷在患部，上面再盖一层浴巾，维持整体温度

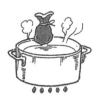
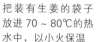

把装有生姜的袋子放进 70 ~ 80℃的热水中，以小火保温

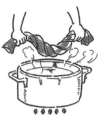

将毛巾放入锅中后，再拧干

　　俗话说"家里的厨房就是药箱"，按照使用方法不同，萝卜、葱、莲藕、芋头等食材，都能有效改善某些症状。其中又以生姜最具代表性，是一种应用广泛的食物。中国古籍记载着"生姜治百病"的说法，也常用于中医之中。若能有效利用生姜，可以治疗腰痛、肩膀僵硬、风湿关节痛、扁桃腺炎、支气管炎等症状。

〈使用方法〉

【准备材料】生姜200 ~ 300克，清水4千克，纱袋1个，毛巾3条

【做法】

1. 生姜洗净后，连皮磨碎，装入纱袋中。

2. 将 4 千克水煮到 80℃左右，放入材料 1。水在沸腾之前，转小火保温（超过 80℃会让生姜的酵素失效）。

3. 把毛巾放进材料 2 中浸泡，再取出稍微拧干，调整到适当温度后，敷于患部。再把第二条浸泡过的微湿毛巾叠在上面，最后盖上浴巾。

4. 当第一条毛巾不热之后，把叠在上面的第二条拿来替换，继续热敷，再泡一条毛巾叠在上面。重复以上动作，直到患部皮肤通红为止（约 15 ~ 20 分钟）。

CHAPTER

4

"排出"——减法健康法

摄取食物、水和空气进入体内，再将代谢废物排出体外，如此循环不断；我们依照这套程序运作生命活动。

在这个时代中，无论是食物、水，还是空气，不可靠的程度一天比一天严重。生病，是体内经年累月不断堆积废物的结果。一般人遇上病症，总想通过吃药这种"摄取"行为来治病，却没有想过如何将废物"排出"体外。因此，去除体内的废物，是提升自愈力的第一步。将体内的代谢废物或有害物质释出体外，需要依靠以下4项排泄机能：1.从肺排出废气；2.从肾脏排出尿液；3.从肠道排出粪便；4.从皮肤排出汗水。"减法运动法"正是促进这些机能的具体做法。

● 一 沙浴

　　自古以来，沙浴即是遍及世界各地的排毒法，它带给人的快活感，仿佛从皮肤表面去掉一层膜一样，让身体变轻盈了。在日本猪苗代湖的沙滩上，患有各式各样疾病的病人在进行沙浴，除了糖尿病、肾病等成人病，譬如风湿之类的自体免疫疾病或癌症等疑难杂症也不在少数。

　　"手脚的脉动变得很强，好像全身都变成心脏一样。" "全身上下慢慢开始发痒。" "一直想打哈欠。" "以前从来没尿过这么多。" "旧伤开始发痛。" "一直猛流汗。"……这些全是来自于沙浴体验后的感想，虽然反应五花八门，但都是活化排泄机能的证明。

　　我们的手脚脉动很强烈，因为"腿部是第二心脏"，促使下半身的污血送回心脏，末梢循环得到改善之后，让带着污物的血液能够经由肾脏过滤，所以做完沙浴后，有些人会排出大量且浓厚的尿液。不光是排尿，也能改善排便情况，而沙的温热效果也能迫使皮肤大量出汗。如果试着去观察被埋入沙中的人，便会发现肚子缓慢而明显起伏，代表身体正在通过腹式呼吸以促进废物排泄。

　　提高整体排泄机能，可以确实减轻负担，使身体轻松舒畅；借此达到排尿、排便、流汗、呼吸的目的，亦即促进肾、肠、皮肤和肺四大机能运作，正是沙浴的最大特征。

　　沙浴还有一大特征，"一埋入沙中，就像是投入大地母亲的怀抱中一样。"这是许多人共同的感受。身体埋进沙里，化为大地的一部分，聆听波浪和风的声音，可以让身心彻底放松，除了替身体排毒之外，有时甚至能将精神压力或是胸中的闷气，一并释放出去。

身体的反应会变化

正如同身体状况会受到天气或季节影响，身体对沙的反应也会随着季节或天气而产生各种变化，譬如前一天进行沙浴时，身体发痒，而第二天做沙浴却又浑身畅快；或是在晴空万里的天气做沙浴，身体完全没有感觉，到了阴天却出现强烈反应，状况变化多端，而所进行的次数与经历，也会使反应出现变化。

发生于体表的症状，通常只要经过一两次沙浴就能获得缓解，而随着次数的增加，许多人会感觉体内的患部渐渐产生痒感或痛感，此种反应可以视为好转的现象，但是在反应过强时，必须避免勉强忍耐，请缩短埋沙的时间，同时可以搭配内脏疗法等方式，拿出耐心来慢慢治疗疑难杂症。

〈沙浴的方法〉

【季节和天气】

只要气温在 23 ℃以上的暖和时日，无论任何季节都可以从事沙浴；而因为中午气温往往偏高，在早晨或阳光较柔和的傍晚时段，更适合沙浴。

【挑选沙滩的诀窍】

首先，请寻找一块干净的沙滩，建议尽量选择离水较远、沙粒较细的位置。这样的沙子拥有较多微生物，才能够提高排泄机能。

【适宜沙浴的服装】

穿不穿衣服其实都不太会影响效果，但是布料的选择，以不会过度绷紧身体的天然材质（棉、绢等）为佳。

【必备物品】替换衣物、水壶、铲子、遮阳伞、毛巾、帽子

【做法】

①在沙滩挖一个浅坑，头部位置稍微垫高。

②进行沙浴的人仰躺在里面，再将沙子从颈部以下轻轻覆盖全身，覆盖的沙量以自己的感觉选择适当分量。如果胸部有压迫感就移开胸口的沙子，或是把双臂露在外面也会比较轻松；天气较凉时，上半身穿暖一点而只埋下半身即可。

③埋在沙中的时间，随个人身体状况和沙质而改变，一切避免过于勉强，只要感觉轻松舒适即可。

④由于盐分会随着汗水排出，在补充水分之余，别忘了可以准备酸梅之类的食品，以利盐分的补充。

⑤沙滩上的阳光强烈，务必做好防晒的准备。

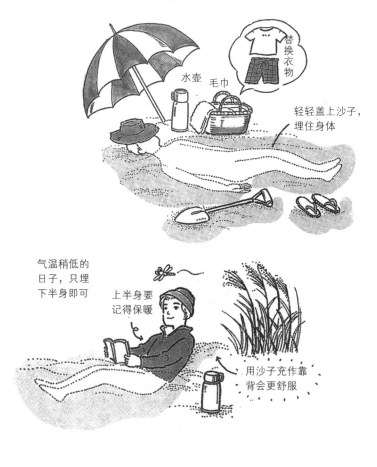

替换衣物

水壶　毛巾

轻轻盖上沙子，埋住身体

气温稍低的日子，只埋下半身即可

上半身要记得保暖

用沙子充作靠背会更舒服

⊜ 温和断食

人类在与饥饿奋斗的历史中，身体已演化成具备储藏多余养分的能力。而现在已是饱食的时代，人们平时总是摄取过多的营养，造成肠胃消化系统和肝肾过多负担，长时间下来会变成癌症、过敏和各种文明病的诱因。因此，在这个时代应该关注的不是"进食"，而是"不进食"；相较于"摄取"，更应重视"排出"。

利用温和断食清除宿便

近年来已证实，宿便在肠道中累积久了，会发酵腐败而释出毒素，随后被吸收到血液中巡遍全身，除了影响肝脏等内脏器官，还会波及脑部，成为多种疾病的病因。

断食对于清除宿便是相当有效的方法。采取断食之后，因为营养供给遭到中断，促使身体燃烧多余的蛋白质和脂肪，排泄体内废物，将宿便清除体外，使肠道清洁后，可以活化肠内菌，渐渐提高免疫力。此外也能让内脏喘一口气，将原本耗费在消化、吸收、排泄上的能量节省下来，转为治愈之用。

半日断食

最简单的断食法，就是不吃早餐，整个早上只喝水不进食的半日断食。由于传统观念中认为一定要确实吃早餐，造成不少人误解而吃太多。事实上，

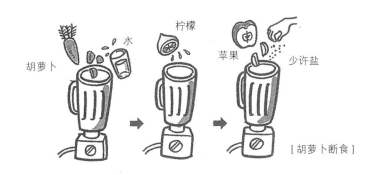

胡萝卜　水　柠檬　苹果　少许盐

[胡萝卜断食]

一天 24 小时中，早上是排泄的时段，如果让多余的东西都能获得排放，也能提高用餐品质。但是必须注意，断食后的午餐和晚餐，若又吃太多，便难以发挥效果，反而会增加内脏的负担。

〈温和断食的方法〉

【酵素断食】

　　取苹果和橘子各 1 颗，切成容易食用的大小，加上市售的酵母饮品 20 ~ 30 毫升，此为一餐的分量，一天吃三餐。

【胡萝卜汁断食】

①取 1 根胡萝卜，切块，连同半杯水一起倒入果汁机中。

②将柑橘类水果挤出的果汁，混入果汁机。

③放入半颗苹果和一撮盐，启动果汁机再搅拌 1 次，以上是一餐分量，一天吃三餐。从果汁机里取适量的绞碎果肉一起饮用也可以。

〈注意事项〉

①断食期间记得补充盐分（一天 10 克）和水分。

②断食结束之后（3 天断食后），饮食要通过时间慢慢恢复。先从粥水（注：米和水以 1:10 的比例，熬煮成粥后，滤去饭粒，略加盐调味，是日本传统的病人食品和离乳食品）开始，第二天吃粥，到了第三天晚上恢复正常饮食。

❸ 呼吸法

人体为了排放废物，具备肾、肠、肺、皮肤四种排泄部位，然而人体代谢的废物，通过肺部排放的比例占总量的七成之多。从这项数据可看出呼吸对于生命活动的重要性。

呼吸法最大的重点是吐气时一定要吐到底，反而不需要注意吸气的方式，因为只要吐光肺中的空气，身体就会自然进行吸气了。在日常生活中，我们不太会去注意呼吸，但是务必学会集中意识以调整呼吸的呼吸法；无论在工作时、在大众运输工具上还是开车或是心情烦躁的时候，没有状况或场合的限制，生活中无论何时何地都能实践，是极为方便的呼吸法。

有时刻意让自己发笑，也能舒缓身心。当人在大笑时，小腹会缩起使腹腔压力升高，形成向外吐气的状态，除了大笑以外，唱卡拉OK、长呗（注：日本传统音乐，以人声和三味线合奏，有时会搭配其他乐器）、诵经等等，举凡可以促进吐气的活动，都能获得相同的效果。

1. 以三呼一吸的节奏行走

行走时有意识地"呼、呼、呼"分3次吐气，之后再吸气1次，以如此节奏配合行走，是一种可以在步行中使用的呼吸法。

2. 丹田呼吸法（深呼吸）

坐在椅子上，上身略为前屈，从肚脐下方用力而缓缓吐气。气全吐光之后，身体将会自然而然进行吸气。吸气时，空气一定要从鼻子吸入，吐气时，选择用嘴或鼻子皆可。

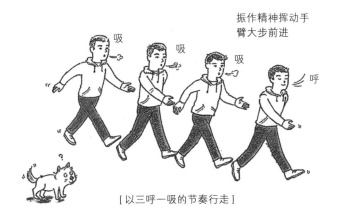

振作精神挥动手
臂大步前进

吸　吸　吸　呼

[以三呼一吸的节奏行走]

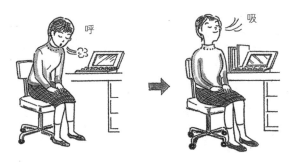

呼　吸

[丹田呼吸法]

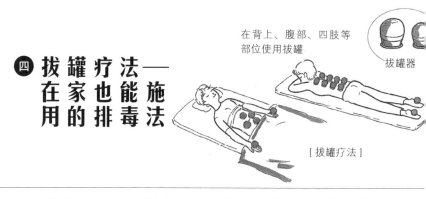

在背上、腹部、四肢等部位使用拔罐器

拔罐器

（四）拔罐疗法——在家也能施用的排毒法

[拔罐疗法]

拔罐疗法是在球状玻璃小杯中，放入一些酒精，点火后立刻吸住皮肤，由于玻璃杯中接近真空状态，皮肤和肌肉会被吸引、浮起，通过此种方法将体内废物引至皮肤表面而排出，能促进血液循环，并提升自愈力。

经过拔罐治疗后，被吸附过的位置，暂时会出现红紫色的变色反应。变色较为明显的人，表示体内累积较多废物，在经过数次治疗后，颜色会渐渐变淡。此外，因为体内废物在治疗过程中，会以气体形态释出体外，所以凭气味也可以了解自己的健康状态。持续接受拔罐治疗之后，变色会越来越轻，废气也会渐渐减少，这些都是废物已经被清除的证明。

拔罐器吸附的位置在背、腹、四肢以及肝、肾、脾上方的部位，初入门者先从少量拔罐器和短时间疗程开始，再慢慢增加数量和时间。

在接受拔罐治疗时，常常会有昏昏沉沉的感觉，结束后全身酥软如泥，不小心就睡着了，这是废物排出体外的正常反应，进行沙浴时也会出现相同状况。而排毒作用不只在治疗期间内运作，而是结束后仍会持续一小段时间，因此，接受各式排毒疗法以后，须避免勉强身体活动，尽量放轻松，躺着休息一阵子。

CHAPTER

5

谷物蔬食的料理食谱

改善餐桌的现况

我们的身体真正渴求的食物究竟是什么呢?

在自然循环中成长的食材,蕴含着强健的生命力和自然的药效。因此,食用富含时令生气的食物,身体就能吸收其中的能量,无论寒暑或是湿气重的时节,都能保持健康活力。

让五谷杂粮重回餐桌重心,搭配时令蔬菜和海藻,便能平顺地吸收食物的精华,不会对身体造成负担。让身体维持良好的平衡,可使身心轻快舒畅。如果每天三餐以动物性食品为主的话,身体会因氧化作用而日渐疲劳。要是摄取过多动物性蛋白质,身体代谢产生的含氮废物会污染血液,为了分解、排泄这些废物,肝肾不得不全力运转,以致越来越疲惫。

谷物蔬食料理,正如其名,是以谷物和蔬菜为主,只用盐、酱油和味噌调味的单纯料理。虽然没有使用肉、鱼、蛋和乳制品,但在料理前花点工夫准备,加上精心烹调,便能让美味满分,做出营养均衡又能温暖到心底的料理。

我们以 Macrobiotic(注:20 世纪 90 年代起,樱泽如一所提倡的生命运动)的观念,作为料理的基础。所谓的 Macrobiotic,是由 "macro(宏观)""bio(生命的)""tic(技术)"三个词所组成的复合词,含义是"以宏观视野理解生命的方法与理论"。以宏观来考量"食"这件事,就能延伸出"整体"的概念,亦即重视和环境、土地、季节之间的关系(身土不二),

以及尽量完整吃下食材（一物全体）。

1. 关于土地与季节

选择食用贴近自己生活的土地所产、气候相近的食材，如同"身土不二"的意思，我们的身体是在日常熟悉的风土环境中成长茁壮；反之，若是经常食用从距离遥远、气候极端不同的地区运来的食物，容易致使身体机能混乱。

2. 慎选食材

尽可能挑选无农药、有机栽培的健壮蔬菜和谷物，而海藻类或其他食材，也尽量避免含有添加物、不自然加工的食品。调味料的部分，只要准备味噌、酱油、盐、油（菜籽油、麻油），基本上便已足够了；酱油可选用传统工法制作，经过充分发酵长期熟成的产品，盐则挑选富含矿物质的天然海盐。

3. 一物全体

完整食用整个食材是非常重要的。比如说蔬菜，必须要能连根带叶全部用来料理，原则上不削皮、不泡水去涩（除了少部分蔬菜以外），将外皮、坚韧难咬与涩味部分一起料理，能产生深层浓厚的丰富滋味；而食用完整的食材，亦可以摄取到大量食物纤维和重要的维生素与矿物质，使消化过程平顺进行。

食物的阴阳表

▼极阴性		▽阴性		
紫外线	紫	蓝	青	绿
呛	辣		酸	

阴的性质
- ○含钙较多
- ○离心力
- ○生长在炎热、温暖的土地上
- ○成熟时间短
- ○尺寸较大
- ○植株较高大
- ○较柔软
- ○水分较多
- ○在地面上直向天空伸展的植物
- ○在地面下横向生长的植物
- ○宽叶
- ○叶缘无锯齿
- ○容易煮熟

〈作用〉
- ○冷却、放松身体

	紫外线/呛	紫/辣	蓝	青/酸	绿
谷物		酵母粉制面包（加糖） 天然酵母面包	玉米	乌冬面	麦类 麻薯 黍米
蔬菜、野草		茄子 番茄 鲜香菇 马铃薯 豆芽菜 大蒜 生香菇 竹笋	番薯 芋头 山药 魔芋 花椰菜 卷心菜 西蓝花	蒲公英（叶茎）菠菜 莴苣 黄瓜 葱	小松菜 香芹 白菜 芜菁
水果		凤梨 香蕉 无花果 哈密瓜 葡萄 西瓜 桃子		柿子 橘子	樱桃 栗子 苹果 草莓

	紫外线/呛	紫/辣	蓝	青/酸	海藻/绿
辛香料		山葵 胡椒 辣椒 生姜 咖喱粉			石花菜（寒天）
豆类		豆浆 豆腐（天然盐卤）黄豆粉 花生 各类坚果	蚕豆 大红豆 菜豆 大豆、纳豆	油豆皮 冻豆腐 炸豆腐 丸子	白芝麻

| 乳制品等、饮料、调味料 | 无酒精饮料 合成醋 白砂糖 蜂蜜 化学调味料 | 咖啡 威士忌 白兰地 植物性奶油 | 果汁（天然）啤酒 黑糖、麦芽糖 大豆油 砂糖糖果、酿造醋、味醂 | 日本酒（自然酒）绿茶（无农药）日本甘酒 玉米油 橄榄油 椿油 | 麦茶 乳酪 牛奶 酸奶（无糖）菜籽油 红花油 决明子茶 红茶 番茶 麻油 艾草油 |

请从各种分类（谷物、蔬菜、水果等）的食物中，试着比较阴阳的平衡性。但是这张表不能跨越分类做纵向比较。

※ 相同的食材也会依产地、种类和调理方式的差异，改变阴阳的性质。

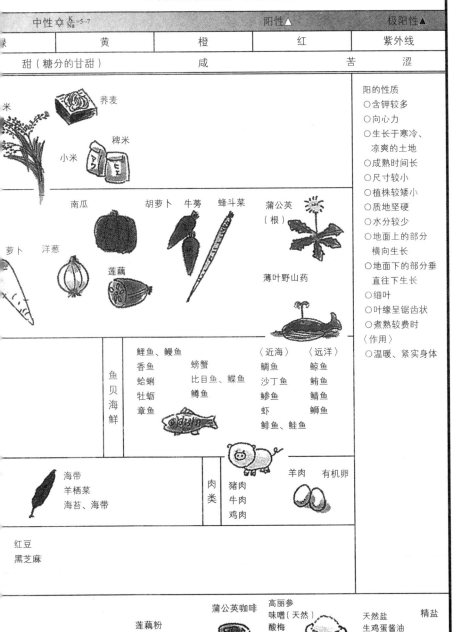

中性 ☆ $\frac{K}{Na}=5\sim7$		阳性 ▲		极阳性 ▲
绿	黄	橙	红	紫外线
甜（糖分的甘甜）		咸	苦	涩

（左侧）米

荞麦

稗米

小米

阳的性质
- ○含钾较多
- ○向心力
- ○生长于寒冷、凉爽的土地
- ○成熟时间长
- ○尺寸较小
- ○植株较矮小
- ○质地坚硬
- ○水分较少
- ○地面上的部分横向生长
- ○地面下的部分垂直往下生长
- ○细叶
- ○叶缘呈锯齿状
- ○煮熟较费时

〈作用〉
- ○温暖、紧实身体

萝卜　洋葱　　南瓜　　胡萝卜　牛蒡　蜂斗菜

莲藕

蒲公英（根）

薄叶野山药

鱼贝海鲜

鲤鱼、鳗鱼　　　〈近海〉　〈远洋〉
香鱼　螃蟹　　　鲷鱼　鲸鱼
蛤蜊　比目鱼、鲽鱼　沙丁鱼　鲔鱼
牡蛎　鳟鱼　　　鲹鱼　鲭鱼
章鱼　　　　　　虾　　鰤鱼
　　　　　　　　鲱鱼、鲑鱼

肉类

海带　　　　　　　猪肉　羊肉　有机卵
羊栖菜　　　　　　牛肉
海苔、海带　　　　鸡肉

红豆
黑芝麻

蒲公英咖啡　高丽参
　　　　　　味噌（天然）　天然盐　　　精盐
莲藕粉　　　酸梅　　　　生鸡蛋酱油
（莲藕汤）　萝卜干　　　各类焖煨药材

4. 食物的阴阳平衡

我们所吃的食物，以碳水化合物、蛋白质、脂肪三大营养为主，加上维生素、矿物质等微量营养元素，以及其他的成分。通过现代营养学，我们已能了解这些物质的构成和效用，而换个角度，从中医思想的观点来看，各种食物都内含阴阳平衡，这也是一种不同的看法。

一般而言，是以孕育食材的季节、在土地上的生长模式以及钠和钾的含量当作标准而区别；阴的性质包含宁静、冷冽、垂直朝上伸展、较大较细长、柔软、离心扩散的能量等，而阳的性质包含动态、温热、往地下垂直生长、较小、近圆形、坚硬、向心收缩的能量等。

比方说，含钾较多的阴性食物能让身体冷却、舒缓。在夏季采收的番茄、茄子或黄瓜等食材，都有消暑功效，而热带产的香蕉、咖啡、砂糖和辛辣植物同样具备阴性效用。反观含钠较多的食物，则拥有紧实、温热身体的功效。以盐制作的腌渍食品、秋冬采收的牛蒡和莲藕等根茎类，以及动物性食品，都是在寒冷时节能提供身体温暖能量的食材。而阴阳属性最为平衡的就是五谷杂粮了，因此，谷类才会成为我们的主食。

不过，阴阳是相对性的概念，在万物之中不存在只具备阴性，或只拥有阳性的东西。试着让自己抛开对食物的喜恶，避免经常食用偏向极阴或极阳的食材，让饮食维持一定的平衡。

5. 饮食计划

首先，请充分摄取身为主食的谷类。将未精制的米（糙米或胚芽米）和杂粮（稗米、小米、黍米等）混合蒸熟，能为用餐增添更多乐趣。配菜的部分，主要选用当季的蔬菜、干货、海藻。先从阴阳平衡表中，了解食材的性质，再加以搭配、变化。阴阳平衡也会因调理方式产生变化，在料理的时候，像是煮透、生吃、以味噌腌渍、略施薄盐等方法，都可以试着组合运用。

6. 调理的方法

如果条件允许，请尽量选用厚实的锅具。厚锅壁可以稳定火力的热度，而且使用年限较长，而无论砂锅还是铁锅，请挑选使用方便又耐用的市售品。此外，避免使用微波炉。炖煮食物时，锅中先放阴性食材，再把阳性食材叠在上面，最后撒点盐开始煮，按此顺序料理会非常好吃；原因在于阴性食材有朝上的性质，而阳性有向下的特性，所以锅中的阴阳能量会循环调和，相当不可思议！

此外，还有一个重点：保持愉悦的心情，尽量让自己抱着"变好吃"的念头下厨。如果心有牵挂或是焦躁不安，除了容易在用刀、用火的厨房里发生意外，若是煮菜不够专注，调理出的味道也无法和谐一致。虽然生活中大小事不断，不可能每件事都尽善尽美，但至少学习在做菜的时候，试着转换心境，让自己的情绪平稳下来。

〈 蔬菜的切法 〉

[洋葱切碎丁]

垂直切开

水平横切

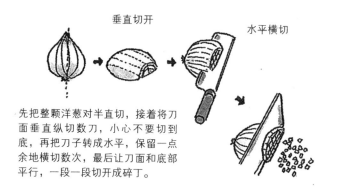

先把整颗洋葱对半直切，接着将刀面垂直纵切数刀，小心不要切到底，再把刀子转成水平，保留一点余地横切数次，最后让刀面和底部平行，一段一段切开成碎丁。

[切碎丁]

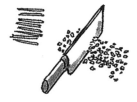

[削薄片]

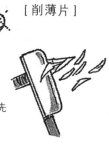

先切成丝，再
细细切碎

较粗的食材，先
画十字切开4份，
再用刀斜斜薄削

[切丁]

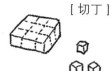

[小口块切法]

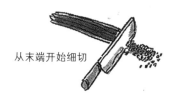

从末端开始细切

[梳子状切法（放射状切法）]

将球形食材对半切开，再切成梳子状

[滚刀切法]

把细长状食材，一边转动，一边斜切成块

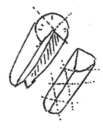

遇到直径较粗的白萝卜等食材，先切成 4 等份再切滚刀块

[切丝]

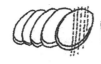

先斜切成薄片，再把薄片稍微重叠排好后，细细切成丝，这样切细丝就很容易了，像牛蒡这种细长形的材料也适用

牛蒡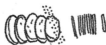

[桂剥切法]

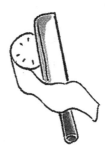

[切条状]

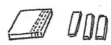

主菜

芝麻香气 香菇风味饭

- ●五分米（注：介于糙米与胚芽米之间，去除五成米糠的米）750 克／清洗后沥干
- ●中型牛蒡半根（约 100 克）／削薄片
- ●葱 1 根／切碎
- ●鸿喜菇约 120 克／拨散
- ●干香菇 5 朵／清水泡发后，斜切片
- ●油豆皮 1 张／烫过之后，切成条状
- ●魔芋丝 1 袋（约 200 克）／切成 5 厘米小段
- ●高汤 2 杯／放凉备用（因为米必须用冷水浸泡，所以高汤要先冷却）
- ●白芝麻、酱油、麻油、盐适量

米 750 克
高汤
盐
酱油

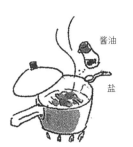

炊饭用的水，主要是高汤和泡发香菇水，水量用 750 克的分量计算

① 在电饭锅中放入米、酱油 1 大匙、盐少许、水和高汤（包括泡香菇水），水量用 750 克的分量计算

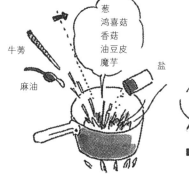

牛蒡

麻油

葱
鸿喜菇
香菇
油豆皮
魔芋

盐

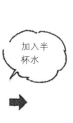

加入半杯水

酱油

盐

②用麻油将牛蒡炒熟，接着放入葱、鸿喜菇、香菇、油豆皮、魔芋丝，撒 1 小匙盐，小火煮 20 分钟，直到牛蒡软化为止，最后加入 3 大匙酱油煮到收干。

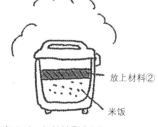

放上材料②

米饭

白芝麻

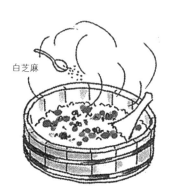

③饭煮好之后，把材料②盛在饭上面，用木铲拌匀。

④撒上煎过的白芝麻。

※ 另外加上切碎的紫苏叶或橘子皮等，可以增添当令风味

品尝蔬菜丰富的滋味 菜饭

●五分米 450 克
●芜菁叶 5 颗（约 200 克）/ 细切成 5 毫米小段（也可用一颗分量的萝卜叶代替）
●油豆皮 1 张 / 开水烫过后，细切成短册状
●吻仔鱼 30 克
●白芝麻 2 大匙 / 干炒后磨碎
●生姜、酱油、盐、麻油适量

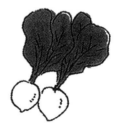

芜菁叶富含钙质

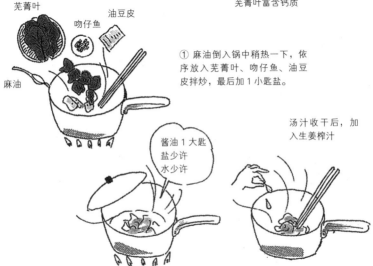

芜菁叶
吻仔鱼
油豆皮
麻油

① 麻油倒入锅中稍热一下，依序放入芜菁叶、吻仔鱼、油豆皮拌炒，最后加 1 小匙盐。

酱油 1 大匙
盐少许
水少许

汤汁收干后，加入生姜榨汁

②将半杯水和 1 大匙酱油倒入锅中，盖上锅盖用小火煮 10 分钟，等汤汁收干之后熄火，加入榨出的姜汁。

撒上白芝麻，可以开动了

③饭一煮好，就把材料②加入拌匀，调一下味道，最后撒上白芝麻。

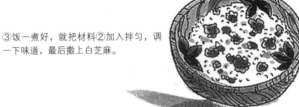

膨松美味 糙米饭

〈使用压力锅炊煮时〉

- 糙米 3 杯 / 洗掉稻壳和异物
- 水 4 杯
- 盐少许

糙米 3 杯

水 4 杯，盐一小撮

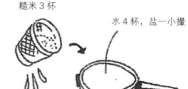

双手轻轻搓揉清洗

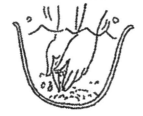

① 将糙米用双手轻揉洗净，移到滤网上，沥干水分。

② 将 3 杯糙米、4 杯水和一小撮盐放入压力锅，开大火。

等到限压阀浮起

 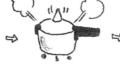

焖煮 10 分钟

一开始用大火

再等 3 分钟，接着转小火煮 25 分钟

最后瞬间转大火

③限压阀浮起以后，等 3 分钟再转小火煮 25 分钟，最后一瞬间转大火立刻关掉，焖 10 分钟。

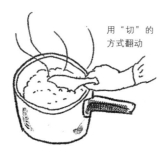

用"切"的方式翻动

④限压阀降下排气之后，打开锅盖，拿饭匙用"切"的方式，上下翻松米饭。

※ 使用各式压力锅时，水量和烹调时间需要依不同情况做调整。如果用砂锅来煮饭，糙米要先浸泡半天，再下锅煮。

※ 在糙米中混入黑豆、红豆和鹰嘴豆一起炊煮也很好吃。豆子量以糙米的一成为上限，因为豆子本身会出水，所以不须改变水量。

糙米饭之友 芝麻盐

●黑芝麻 8 大匙
●盐 2 大匙

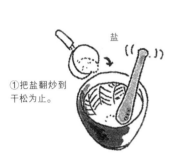

①把盐翻炒到干松为止。

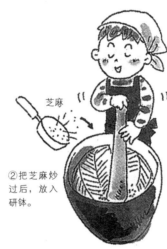

②把芝麻炒过后，放入研钵。

③研磨时不要用力，感觉像是只靠研磨棒的重量在磨。研磨到变松软、混成灰色为止，大约 20 分钟。

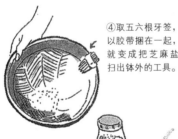

④取五六根牙签，以胶带捆在一起，就变成把芝麻盐扫出钵外的工具。

⑤装进小瓶保存。

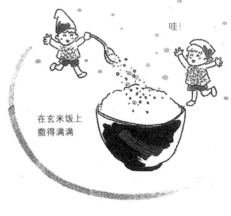

哇！

在玄米饭上撒得满满

肠胃不适的救星 糙米红豆粥

〈利用压力锅炊煮时〉

- ●糙米 1 杯
- ●红豆适量（米量的一到两成）
- ●水 5 杯
- ●盐少许

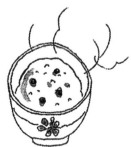

芝麻盐和酸梅，跟玄米粥相配到不可思议

糙米 1 杯
红豆 0.1 杯
水 5 杯
盐少许

压力锅

①将糙米和红豆洗净后，沥干水。

②在压力锅中放入①和 5 杯水，以及少许盐。

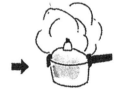

起初开大火　　　用小火煮 30 分钟　　　等到压力自然释放为止

③一开始先用大火，等限压阀跳起就转小火煮 30 分钟。

④熄火之后，等待压力自然释放。

如果先把糙米炒成金黄色再炊煮，会更容易消化。若是使用砂锅，先干炒糙米，再加入米量 6 倍的清水，煮到米粒软化为止，可以煮出柔和的风味

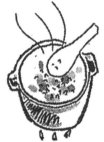

先炒成金黄色后，再炊煮

无发酵面包（16 片）

● 面粉 2.5 杯
● 全麦面粉 0.5 杯
● 白芝麻 1 大匙
● 盐 1 小匙
● 水约 150 ~ 170 毫升

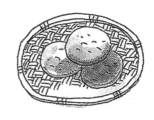

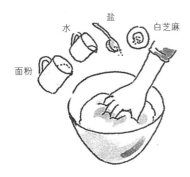

①把材料混合在一起，加水搅拌到像耳垂一样的软硬度。

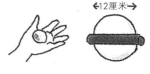

←12厘米→

②把①分成弹珠尺寸的小块，再碾成圆形

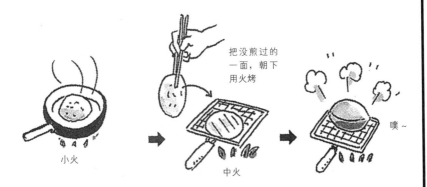

小火

把没煎过的一面，朝下用火烤

中火

噗~

③平底锅先预热，用小火轻轻煎其中一面，接着让另一面朝下，放在烤网上，用中火让饼一口气膨胀起来。

※ 用平底锅煎面体时，注意不要煎到凝固变硬。冬天的时候，两面都要稍微加热。

点心、轻食两相宜 荞麦可丽饼（7片）＆苹果酱

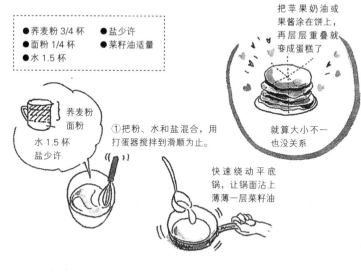

- 荞麦粉 3/4 杯
- 面粉 1/4 杯
- 水 1.5 杯
- 盐少许
- 菜籽油适量

荞麦粉
面粉
水 1.5 杯
盐少许

①把粉、水和盐混合，用打蛋器搅拌到滑顺为止。

快速绕动平底锅，让锅面沾上薄薄一层菜籽油

把苹果奶油或果酱涂在饼上，再层层重叠就变成蛋糕了

就算大小不一也没关系

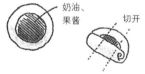

奶油、果酱

切开

②先预热平底锅，在锅中放入薄薄一层油。用汤勺装到九分满倒入锅中，转动平底锅让面糊展开成圆形薄膜，煎到表面冒泡就翻面略煎起锅。

③在可丽饼上涂抹苹果奶油或红豆馅等馅料，把饼卷起来切成小块。

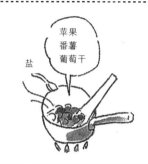

苹果
番薯
葡萄干
盐

〈苹果奶油酱〉

苹果 2 颗 / 切薄片
番薯 1 小颗 / 切薄片
葡萄干 20 克

将苹果、番薯、葡萄干放入锅中，加一点水和少量盐，用小火煮 30 分钟。之后可用研钵或食物料理机打成奶油状。

弹牙带劲 手工乌冬面（3 ~ 4 人份）

●中筋面粉4杯（约360克）　●水 160 ~ 180 毫升　●盐 1 小匙

※ 以 1 杯面粉兑 40 毫升水的比例，可以做出有嚼劲的乌冬面，如果揉面时一直无法成形，再加入的水量不要超过面粉重量的一半，水分太多，面容易煮到软烂。

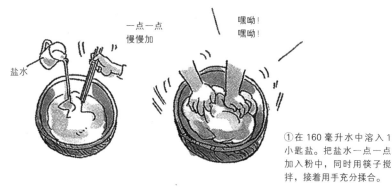

一点一点
慢慢加

嘿呦！
嘿呦！

盐水

①在 160 毫升水中溶入 1 小匙盐。把盐水一点一点加入粉中，同时用筷子搅拌，接着用手充分揉合。

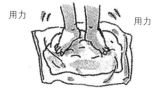

用力　　　　　用力

②把面团放进保鲜袋，用脚踩揉。踩扁之后把面体折叠起来继续踩，重复数次。

③面团经过充分揉压之后，揉成球状，用湿布包起来，放置 2 小时。

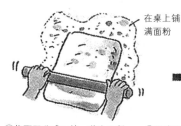

在桌上铺
满面粉

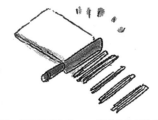

④将面团分成 3 块，蘸上面粉用擀面棒擀开，约 3 ~ 5 毫米厚，形状接近长方形即可。

⑤叠成几层后，用刀切成条状。

⑥准备足量的滚水，煮面时要加 2 次冷水再煮开。起锅后过冷水再沥干。

※ 把乌冬面加入八宝菜或日式杂烩汤中一起煮，就变成非常美味的什锦乌冬面了。记得在加入水、盐、味噌煮滚以后，才放入乌冬面。

吃面包等于吃饭！糙米粥面包（14 个）

● 煮好的糙米饭 2 杯　● 肉桂粉少许
● 水 2 杯　　　　　● 白芝麻少许
● 盐 1/2 小匙　　　● 面粉 4 杯（其中加
● 葡萄干 50 克　　　　入半杯全麦面粉）
● 核桃 30 克
※ 如果要从生米开始煮，则以 1 杯糙米和 4 杯水来煮。

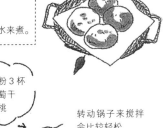

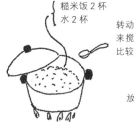

糙米饭 2 杯
水 2 杯

转动锅子
来搅拌会
比较轻松

放凉之后

①用吃剩的糙米饭，加 2 杯水
和 1/2 小匙盐，煮成粥状。

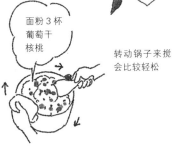

面粉 3 杯
葡萄干
核桃

转动锅子来搅拌
会比较轻松

②等粥冷下来之后，放入葡
萄干、核桃和面粉 3 杯，以
木铲搅拌混合。

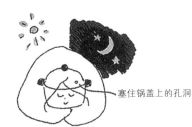

塞住锅盖上的孔洞

保温放一个晚上

③盖上锅盖放置一晚（记得把盖子的蒸
气孔堵起来。冬天可多包一层毛巾，天
亮后才移到有阳光处）。

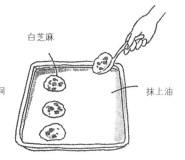

白芝麻

抹上油

④隔天早上，再加入 1 杯面粉和肉桂粉，
放置 1 小时。

⑤在烤盘上抹油，用汤匙挖面团放在盘
上，整理成小丘状，最后撒上白芝麻，
用 210℃烤 20 ~ 30 分钟即可。

配菜

柔顺咸香 八宝菜（8 人份）

- 中型洋葱 2 颗（约 400 克）/ 切成梳子状
- 卷心菜 1 小棵（约 500 克）/ 用手撕开（或用 1/4 棵白菜）
- 胡萝卜 1 小根 / 切薄片
- 葱 1/2 根 / 切斜段
- 鸿喜菇半株（约 60 克）/ 揉散
- 木耳 5 克 / 泡水静置
- 大蒜少量 / 切碎
- 生姜少量 / 切碎
- 冬粉 50 克 / 泡软后，切成 5 厘米小段
- 豆皮 1 张 / 烫过再切成小张
- 高汤 6 杯
- 盐 1.5 大匙
- 葛根粉 4 大匙
- 麻油、酱油适量

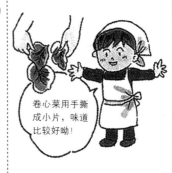

卷心菜用手撕成小片，味道比较好呦！

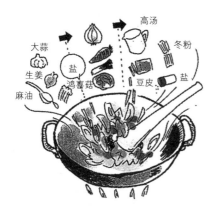

① 倒入麻油热锅，放入大蒜、生姜和鸿喜菇一起炒，最后加一点盐。

② 切好的蔬菜和木耳加入锅中拌炒，用一点点盐调味，再加入 6 杯高汤、豆皮、冬粉和 1.5 大匙盐，开始炖煮。

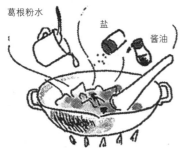

③ 蔬菜煮熟后，用 4 大匙葛根粉调一点水，加入锅中勾芡，最后加入少许盐和酱油调味。

※ 再加上开水和盐，就变成汤面的汤了。

众多根茎蔬菜构成的绝妙合奏 筑前煮（5 人份）

●中型牛蒡 1/2 根（约 100 克）/ 滚刀切块
●中型胡萝卜 1 根（约 100 克）/ 滚刀切块
●莲藕 100 克 / 切成 8 毫米宽银杏形（四等份）薄片
●中型白萝卜 1/2 根（约 300 克）/ 滚刀切大块
●芋头 5 颗（约 300 克）/ 削皮后滚刀切块
●魔芋 1 块 / 烫过之后，用手剥成一口大小
●厚豆皮 1 张 / 对半切后，切成 1 厘米宽
●干香菇 5 朵 / 泡发后斜切成一口大小
●海带 10 克 / 泡发后打几个结切开
●盐、酱油、油、梅醋适量

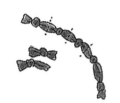

海带泡发之后，从末端开始
打几个结，再切开

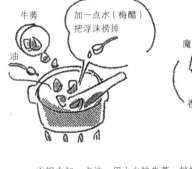

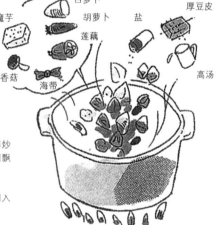

①锅中加一点油，用小火炒牛蒡，拌炒
的同时加入一点水和梅醋，一直炒到飘
出香味为止。

②将其他蔬菜和香菇、魔芋、海带倒入
锅中，加 1 小匙盐，一起翻炒。

③加入厚豆皮和 1 杯水（包含泡过香菇
和海带的水），盖上锅盖用小火焖煮 30
分钟。

④蔬菜煮透之后，分 2 ~ 3 次加入酱油
（总共 3 大匙），每次加入酱油后，把
锅子上下摇动，再煮 20 分钟左右。充分
入味之后即可。

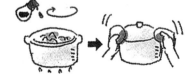

※ 蔬菜不用去皮，也不需要泡水去涩（只有芋头需要削皮）。

温暖顺口的蔬菜沙拉　清蒸蔬菜配芝麻酱（4 人份）

- ●洋葱 1 大棵（约 150 克）／切成梳形薄片
- ●中型卷心菜 1/2 棵（约 350 克）／用手撕成大片（菜心切薄片）
- ●胡萝卜 1 小根（约 50 克）／对半直切后切薄片
- ●南瓜 150 克／切成 5 毫米的梳形薄片
- ●白芝麻糊 4 大匙、梅醋 2 小匙、麦味噌少许、水 8 大匙（约 120 毫升）、盐少许

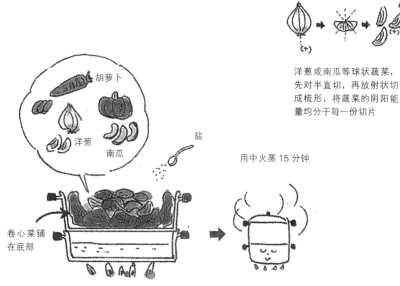

洋葱或南瓜等球状蔬菜，先对半直切，再放射状切成梳形，将蔬菜的阴阳能量均分于每一份切片

用中火蒸 15 分钟

①把卷心菜铺在蒸笼底部，再放上其他蔬菜，最后撒点盐，以中火蒸 15 分钟左右，等蔬菜软化即可起锅。

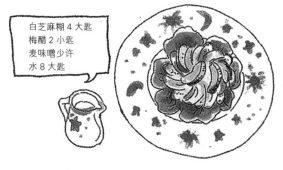

白芝麻糊 4 大匙
梅醋 2 小匙
麦味噌少许
水 8 大匙

②芝麻酱汁调好以后，浇在蒸好的蔬菜上即可。

风味微甘 南瓜可乐饼（12 个）

● 南瓜 400 克／切滚刀大块
● 中型洋葱 1 颗／切碎
● 干香菇 2 朵／泡发后切碎
● 盐、面粉、面包粉、麻油、炸油（麻油和菜籽油各半）、水适量

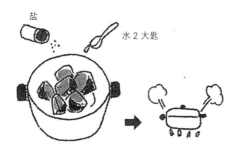

①使用厚锅，放入南瓜和盐、2 大匙水，煮到开始冒水蒸气时，用小火煮 15 分钟左右，将南瓜煮透。

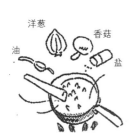

②香菇和洋葱切碎后，用油拌炒，加入 1/2 小匙盐调味。

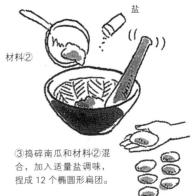

③捣碎南瓜和材料②混合，加入适量盐调味，捏成 12 个椭圆形扁团。

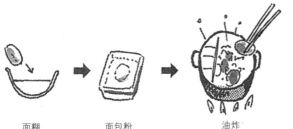

④把南瓜饼放入面糊中，再蘸满面包粉后油炸。

※ 面糊：面粉和水以 2：3 的比例调制，混入少许盐。

时髦的一品 荞麦寿司（五大卷分量）

- ●荞麦面 200 克
- ●胡萝卜 1 小根（50 克）/ 切碎
- ●青菜 100 克 / 烫过
- ●海苔片 5 片
- ●盐、酱油、梅醋、白芝麻适量

①荞麦面煮熟后过冷水，分成小束放在竹筛上沥干。

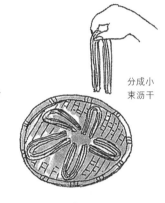

分成小束沥干

盐少许

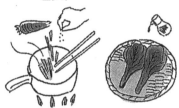

青菜烫过后加一点酱油

②胡萝卜切碎后干炒，加入少量盐，青菜烫过捞起摊开，放点酱油调味。

③把海苔铺在竹帘上，接着把荞麦面条摊开在上面，放上配料后再撒白芝麻。把梅醋洒在荞麦面上，再用指尖蘸一点醋，开始卷寿司。

空出 2 厘米的宽度

梅醋
胡萝卜
青菜

海苔

用手指压住配料，卷的时候保持结构扎实

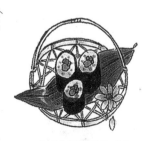

切成小段就可以开动了，断面很漂亮呀

元祖咖喱面包（8 个）

- ●中型马铃薯 3 颗（约 300 克）／水煮后去皮
- ●中型洋葱 1.5 颗（约 300 克）／切成梳形薄片
- ●大蒜 1 瓣／切碎
- ●咖喱粉 1/2 小匙
- ●印度综合香料 1/2 小匙
- ●盐、麻油、炸油适量
- ●辛香料（小豆蔻、小茴香等）适量
- ●面皮：面粉 1.5 杯（其中包含 0.5 杯全麦面粉）、盐 1/2 小匙、麻油 1 大匙、白芝麻 1 大匙、水 70 ~ 80 毫升

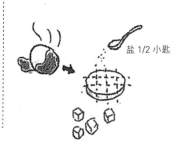

盐 1/2 小匙

①马铃薯水煮后切成小丁，撒上 1/2 小匙盐。

②在锅中放一点油，按顺序将蒜末、洋葱下锅，用小火翻炒到释出甜味为止。

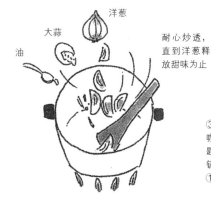

洋葱

大蒜

油

耐心炒透，直到洋葱释放甜味为止

③洋葱炒透后，放入盐 1 小匙、咖喱粉和印度综合香料各 1/2 小匙以及其他辛香料，开小火用木铲拌匀，炒到水分收干。接着和①的马铃薯混合，加盐调味。

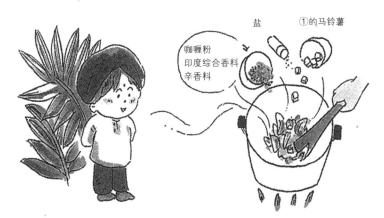

盐

①的马铃薯

咖喱粉
印度综合香料
辛香料

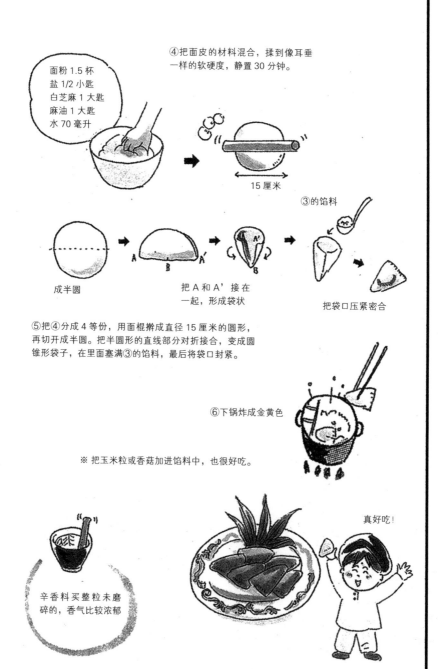

④把面皮的材料混合，揉到像耳垂一样的软硬度，静置 30 分钟。

面粉 1.5 杯
盐 1/2 小匙
白芝麻 1 大匙
麻油 1 大匙
水 70 毫升

15 厘米

③的馅料

成半圆

把 A 和 A'接在一起，形成袋状

把袋口压紧密合

⑤把④分成 4 等份，用面棍擀成直径 15 厘米的圆形，再切开成半圆。把半圆形的直线部分对折接合，变成圆锥形袋子，在里面塞满③的馅料，最后将袋口封紧。

⑥下锅炸成金黄色

※ 把玉米粒或香菇加进馅料中，也很好吃。

辛香料买整粒未磨碎的，香气比较浓郁

真好吃！

什锦豆腐饼 DIY 飞龙头（20 颗，共 4 人份）

- 豆腐 1 块 / 放在滤网上沥干水分
- 牛蒡 40 克 / 切碎
- 莲藕 40 克 / 切碎
- 干香菇 2 ~ 3 朵 / 泡发后切碎
- 山药 60 克 / 磨泥
- 黑芝麻 1 大匙 / 干炒过
- 盐 1 小匙多一点
- 面粉 0.5 杯

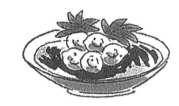

配上萝卜泥一起享用

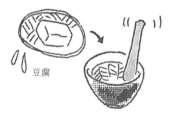

豆腐

①用手小心地将豆腐挤碎。

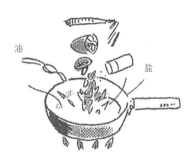

油

盐

②将牛蒡、莲藕、干香菇
用油拌炒，加盐调味。

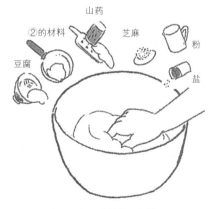

山药

②的材料

芝麻

粉

豆腐

盐

③把豆腐、材料②、山药
泥、黑芝麻、0.5 杯面粉充
分混合，用盐调味。

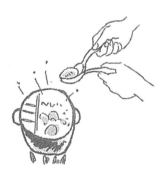

④运用 2 个汤匙把豆腐饼
推进炸油里，不用裹面衣
直接炸。

丰盛满足 根茎蔬菜宝袋（6份）

- ●豆皮 3 张／烫过后对半切，变成两个口袋
- ●牛蒡 40 克／削成薄片
- ●莲藕 100 克／切成 4 等份，片成银杏状薄片
- ●萝卜 100 克／切成短册状薄片
- ●冻豆腐 2 块／切成短册状薄片
- ●金针菇 40 克／切成 3 厘米小段
- ●瓢瓜干／用水泡开
- ●盐、酱油、葛根粉、海带、菜籽油适量

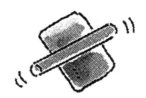

豆皮先用擀面棍擀过，
比较容易打开

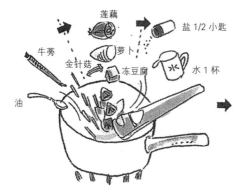

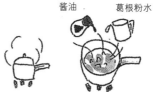

①放一点油把牛蒡炒熟，接着放入其他材料炒一下，最后加 1 杯水和半小匙盐，炖煮 20 分钟。

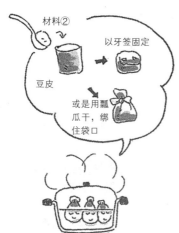

②用半小匙盐和 1 大匙葛根粉，加少量水拌匀，倒入锅中勾芡。

③把②完成的馅料填入豆皮，用瓢瓜干绑紧袋口（也可以用牙签）。

④将 1 杯水和海带放入锅中，开火煮到滚，加入 1 大匙酱油，把宝袋放进汤中排好（水位盖过 1/3 高度即可），用小火煮 15 分钟。

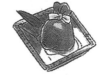

整肠健胃，温暖身体 一口莲藕丸子（20 颗，4 人份）

●莲藕 300 克／连皮磨成泥
●中型胡萝卜 1 根（约 100 克）／切成 2 厘米长细丝
●葱 50 克／切碎
●山药 50 克／磨泥
●黑芝麻 1 大匙
●面粉 4 大匙
●盐 1 小匙

里面有很多孔洞的莲藕，可以缓解鼻子和喉咙发炎

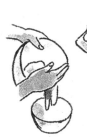

轻挤掉水分

①莲藕磨成泥，再轻轻挤掉水分。

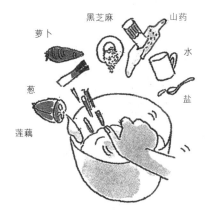

黑芝麻　山药
萝卜　　　　　水
　　　　　　　盐
葱
莲藕

②把莲藕泥、黑芝麻、其他蔬菜、4 大匙面粉和 1 小匙盐混合。

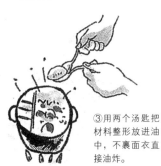

③用两个汤匙把材料整形放进油中，不裹面衣直接油炸。

※ 刚开始盐先放少一点，炸好第 1 个丸子试味道，再决定是否加重调味。
※ 磨泥剩下的莲藕汁，加一点点盐煮滚，就是一道美味的汤品。

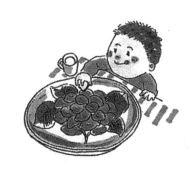

滋味浓厚　卤面轮（6 人份）

- ●面轮 6 片
- ●葱 1 根 / 切斜段
- ●煮完高汤剩下的海带 / 5 厘米见方小片
- ●酱油、盐、炸油、水适量

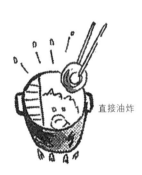

直接油炸

尽量排开
不重叠

海带 5 厘米小片
水 2 杯
酱油 2 大匙

用小火煮
20 分钟

途中要翻面，
面轮煮过会
变软，翻的
时候要小心

①干的面轮直接下锅，两面都炸过。

②另起一锅，放入海带、2 大匙酱油、
2 杯水，把面轮和葱在锅中整齐排好，
开火煮滚后，转小火续煮 20 分钟。

③途中只要发现面轮吸饱汤汁膨胀，就
翻面再煮。

④起锅后，面轮对半切，盛盘。

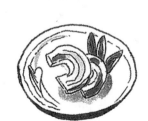

※ 挤一点柠檬汁搭配，也很好吃。

副菜 / 小菜

酱油煮敏豆板麸（4 人份）

- ●敏豆 200 克 / 剥去硬筋，切成 5 厘米小段
- ●板麸 1 块 / 用开水快速烫过，沥干水分后，切成小段
- ●生姜少许 / 削薄片
- ●盐、酱油、油、水适量

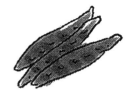

板麸的处理法

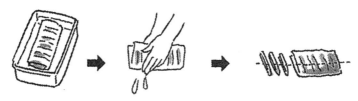

用开水烫一下就起锅　　　用手轻轻挤掉水分　　　对半直切后，再切成小段

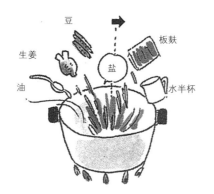

豆
生姜
板麸
油
盐
水半杯

①用油炒生姜和敏豆，加一点盐。

②把板麸和半杯水放入锅中，沸腾之后，转小火煮 10 分钟。

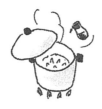

③加 4 大匙酱油，续煮 5 分钟。

④敏豆煮透以后，开锅盖煮到汤汁收干。

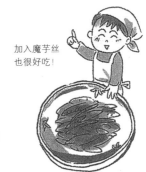

加入魔芋丝也很好吃！

味道清爽却能满足食欲 荞麦沙拉（4 人份）

- 荞麦面 80 克
- 胡萝卜 1 小根（40 克）/ 切丝
- 黄瓜 2 小根 / 以刀面拍过再切丝
- 干燥萝卜丝 10 克
- 海带 3 克 / 泡开后切成 3 厘米小段
- 鹿角菜少许
- 白芝麻 1 大匙
- 酱油、梅醋、柠檬果汁、盐、水适量

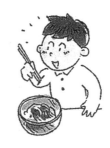

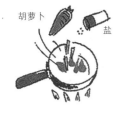

胡萝卜　盐

酱油 + 水

腌汁的分量刚好可以浸泡到材料就好

①胡萝卜不放油干煎，再撒点盐。

②把干燥萝卜丝放入分量刚好的腌汁（水和酱油约 3 : 1）中浸泡 30 分钟，再取出挤干，切成 3 厘米小段。

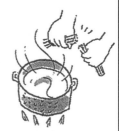

③荞麦生面先折成两半再下锅，煮好用冷水洗过。

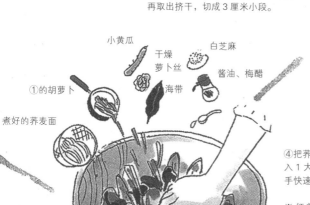

小黄瓜　干燥萝卜丝　白芝麻

①的胡萝卜　海带　酱油、梅醋

煮好的荞麦面

④把荞麦面和其他材料混合，加入 1 大匙酱油和梅醋调味，用手快速拌匀。

※ 红姜和青紫苏和这道沙拉也很搭。

※ 加上梅醋或柠檬汁，味道会变得很清爽。

太阳公公带来的甘甜 杂煮干燥萝卜丝（小碗装 10 份）

- ●干燥萝卜丝 100 克／稍微洗过后马上沥干，切成 5 厘米小段
- ●中型胡萝卜 1 根（约 100 克）／切细丝
- ●干香菇 6 朵／泡发后，斜切段
- ●油豆皮 2 张／细切短册状小段
- ●菜籽油、酱油各约 4 ~ 5 大匙

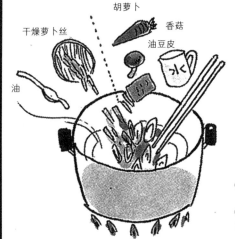

胡萝卜

香菇

干燥萝卜丝

油豆皮

油

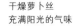

干燥萝卜丝不要
泡水，稍微洗过
立刻沥干水分

用菜刀切成 5 厘米小段

①锅子先热油，把干香菇放下去炒。

②将剩余材料都下锅拌炒，再加 3 杯水，煮
到滚后转小火煮 20 分钟（此时不要搅拌）。

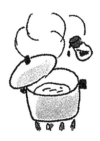

③加入 4 大匙酱油，汤汁开始
减少时，用筷子轻轻搅拌直到
收干。

干燥萝卜丝
充满阳光的气味

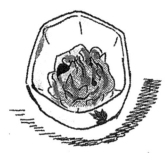

饱含阳气 金平牛蒡

- ●中型牛蒡半根（约 100 克）／洗净泥沙后，切细丝
- ●莲藕 60 克／4 等份直切后，切成银杏状薄片
- ●胡萝卜 1 小根（约 60 克）／切细丝
- ●酱油、梅醋、水、麻油适量
- ※ 蔬菜不用去皮。

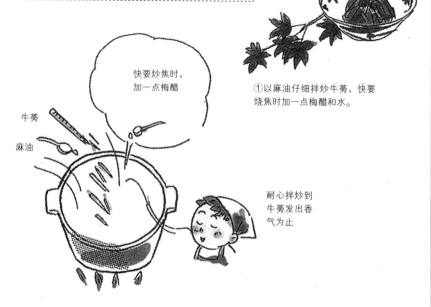

牛蒡

麻油

快要炒焦时，
加一点梅醋

①以麻油仔细拌炒牛蒡，快要
烧焦时加一点梅醋和水。

耐心拌炒到
牛蒡发出香
气为止

②等牛蒡发出香味后，依序将莲藕、
胡萝卜下锅拌炒。

③加入 1 杯水，用小火煮 15 分钟。

④加入 2 大匙酱油，继续煮 10 分钟。

⑤汤汁开始减少时，打开锅盖让水蒸
气散掉，然后轻轻搅拌材料，煮到收
干为止。

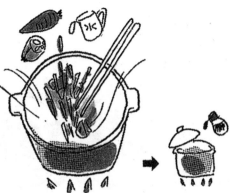

排出"水毒" 红豆南瓜

●红豆 1 杯 / 洗净后沥干（不要浸泡）
●南瓜 300 克
●盐 1 小匙、水 4 杯

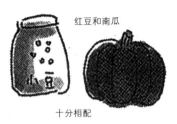

红豆和南瓜

十分相配

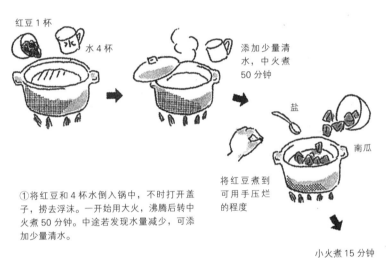

红豆 1 杯

水 4 杯

添加少量清水，中火煮 50 分钟

盐

南瓜

将红豆煮到可用手压烂的程度

小火煮 15 分钟

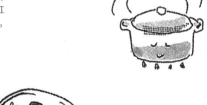

①将红豆和 4 杯水倒入锅中，不时打开盖子，捞去浮沫。一开始用大火，沸腾后转中火煮 50 分钟。中途若发现水量减少，可添加少量清水。

②红豆煮到可以用手指压烂的软度之后，将盐均匀撒入锅中，不要搅拌，将南瓜放在红豆上面，再撒一点盐，以小火蒸煮 15 分钟。

③南瓜熟透之后，慢慢拌匀。

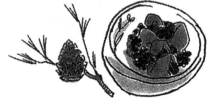

巧妙运用高汤海带　拌炒海带丝

- ●煮完高汤剩下的海带（约100克）/ 10厘米见方的小片5张
- ●胡萝卜1小根（70克）/ 切细丝
- ●葱半根 / 切细丝
- ●煎过的白芝麻、麻油、盐、酱油适量

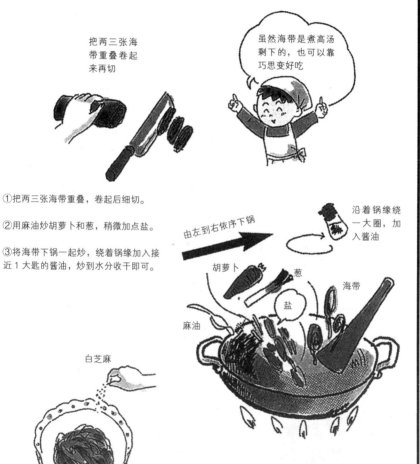

把两三张海
带重叠卷起
来再切

虽然海带是煮高汤
剩下的，也可以靠
巧思变好吃

①把两三张海带重叠，卷起后细切。

②用麻油炒胡萝卜和葱，稍微加点盐。

③将海带下锅一起炒，绕着锅缘加入接
近1大匙的酱油，炒到水分收干即可。

由左到右依序下锅

沿着锅缘绕
一大圈，加
入酱油

胡萝卜　　葱

海带

盐

麻油

白芝麻

※ 依照个人口味，可以加上白芝麻或姜汁。

富含铁质与矿物质 羊栖菜杂煮

- ●羊栖菜 40 克／稍微水洗后沥干（不要泡水，静置 20 分钟左右会稍微软化）
- ●莲藕 100 克／直切 4 等份，切成银杏状薄片
- ●油豆皮 1 张／开水烫过，细切小段
- ●白芝麻 1 大匙／干煎
- ●酱油、水、油适量

①把羊栖菜平铺在砧板上，用菜刀切成
5 厘米小段（或是用料理剪刀把过长的
部分剪开）。

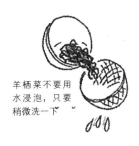

羊栖菜不要用
水浸泡，只要
稍微洗一下

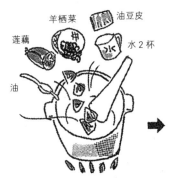

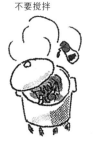

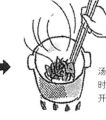

②锅里放点油，按顺序先后放入
莲藕、羊栖菜拌炒，接着加入油
豆皮和 2 杯水，用小火煮 20 分钟。

③绕着锅边倒入约 3 大匙
酱油，不要搅拌材料，用
小火再煮 10 分钟。

汤汁剩下不多
时，才用筷子
开始搅拌

④打开锅盖让水汽散逸，等汤汁开始变
少，才动手上下翻拌食材，煮到收干为
止。盛盘之后再撒上白芝麻。

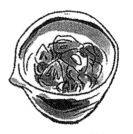

撒上白芝麻，可以开始享用

※ 加上胡萝卜或魔芋丝也很好吃。
※ 请依照羊栖菜含盐量多少，调整酱油用量。

羊栖菜意大利面（2～3 人份）

这是利用羊栖菜杂煮变化出的意大利面

● 羊栖菜杂煮一碗分量
● 洋葱半颗／切成梳形薄片
● 意大利直面 300 克
● 红姜、白芝麻少许
● 油、盐、酱油适量

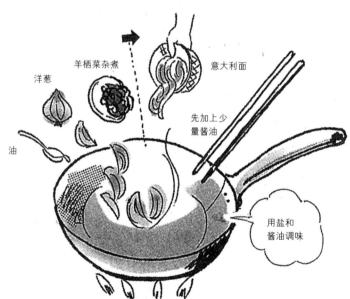

①先将洋葱炒过，再加入羊栖菜杂煮。

②煮好的意大利面，先加一点酱油，再和材料①混合，最后以盐和酱油调味。

③最后再撒上红姜切丝和白芝麻。

※ 如果放点蒜末下去拌炒，滋味会更加浓郁。

家常味道 中华风海带莲藕沙拉（4 人份）

- 海带 5 克／泡发之后切成 3 厘米小段
- 中型萝卜半根（300 克）／切丝
- 鹿角菜少许／放进竹筛中，用水轻轻冲洗
- 生姜少量／磨成泥
- 莴苣适量
- 酱油、姜汁、麻油、盐适量

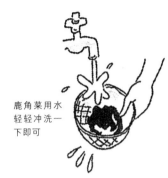

鹿角菜用水
轻轻冲洗一
下即可

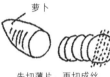

萝卜

先切薄片，再切成丝

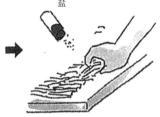

盐

放在砧板上用
盐稍微揉捏

①萝卜切丝后，以盐轻轻揉过。

②将莴苣、萝卜丝、海带铺在盘中，再将
鹿角菜均匀撒上。最后用 1 大匙酱油、1
小匙姜汁、1 小匙麻油和一点点盐作调味。

挤出的姜汁

酱油

麻油

充分搅拌
均匀

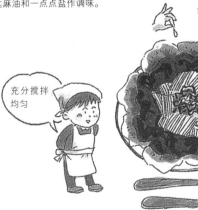

汤类

美味的豆类　鹰嘴豆咖喱汤（6 人份）

- ●鹰嘴豆 1 杯
- ●中型洋葱 3 颗（约 600 克）/ 切成梳状
- ●中型牛蒡半根（约 100 克）/ 削薄片
- ●卷心菜 300 克 / 用手撕成适当大小
- ●金针菇 100 克 / 切成 3 厘米小段
- ●大蒜、生姜各 1 小匙 / 切碎
- ●煮完高汤剩下的海带 / 5 厘米见方小片
- ●面粉 0.5 杯
- ●咖喱粉 2 小匙、辛香料（小豆蔻马萨拉综合香料、孜然等等）、盐、油等适量

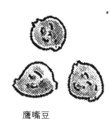

鹰嘴豆

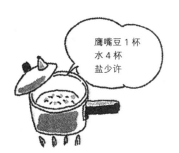

鹰嘴豆 1 杯
水 4 杯
盐少许

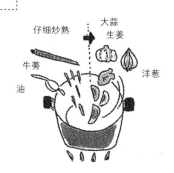

仔细炒熟

大蒜
生姜

牛蒡

油

洋葱

①在压力锅中，放入鹰嘴豆和 4 倍分量的清水，加一撮盐后盖上盖子，开大火煮到限压阀升起，转小火煮 30 分钟，最后熄火焖 10 分钟。

②另起一锅加油，将牛蒡炒熟，放入蒜末、姜末、洋葱，用小火慢炒到透。

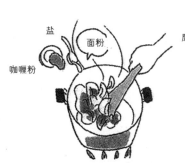

盐

面粉

咖喱粉

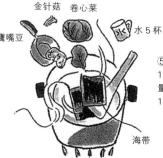

金针菇　卷心菜

鹰嘴豆

水 5 杯

⑤小豆蔻马萨拉 1 小匙、孜然酌量加入，再炖煮 15 分钟即可。

海带

③洋葱煮透之后，加入咖喱粉 2 小匙、面粉 0.5 杯、盐少许，用木铲拌匀。

④将鹰嘴豆（连汤汁）、卷心菜、金针菇、海带、盐 1.5 大匙和水 5 杯，一起倒入锅中，用木铲小心搅拌，不要让锅底烧焦，炖煮约 30 分钟。

清爽润喉 莲藕汤（5 人份）

- 莲藕 250 克／4 等份直切后，切成银杏状薄片
- 中型萝卜半根（300 克）／切 4 等份，片成银杏小片
- 中型洋葱 2 颗（400 克）／切成梳形
- 大蒜 2 瓣／切碎末
- 生姜少许／磨成泥
- 煮完高汤剩下的海带 1 张／5 厘米 ×10 厘米
- 盐、水、菜籽油适量

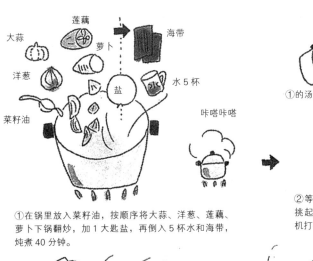

①在锅里放入菜籽油，按顺序将大蒜、洋葱、莲藕、萝卜下锅翻炒，加 1 大匙盐，再倒入 5 杯水和海带，炖煮 40 分钟。

②等蔬菜煮软之后，先挑起海带，再放入调理机打碎。

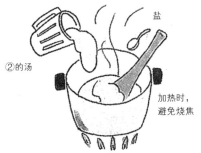

③把汤料再倒回锅里，视个人口味调整咸味。

※ 如果味道太浓，可以加水和少量盐调整。

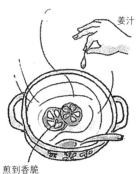

④熄火加入姜。

让身体暖乎乎 日式杂烩汤（10 ~ 12 人份）

●中型牛蒡半根（100 克）/ 削薄片
●莲藕 100 克 / 细切成 4 等份银杏状薄片
●中型萝卜半根（300 克）/ 切成 4 等份 3 毫米银杏状薄片
●胡萝卜中型 1 根（100 克）/ 切成 4 等份 3 毫米银杏状小片
●中型葱 1 根 / 细切小段
●煮完高汤剩下的海带 2 张 / 5 厘米 ×10 厘米
●干香菇 5 朵 / 泡发后，斜切片

●豆腐 1 块 / 分成数大块
●油豆皮 1 张 / 切成短册小段
●魔芋 1 块 / 切成小薄片
●麻油、盐适量
●麦味噌约 180 ~ 200 克
●水 8 杯（包含泡香菇水）

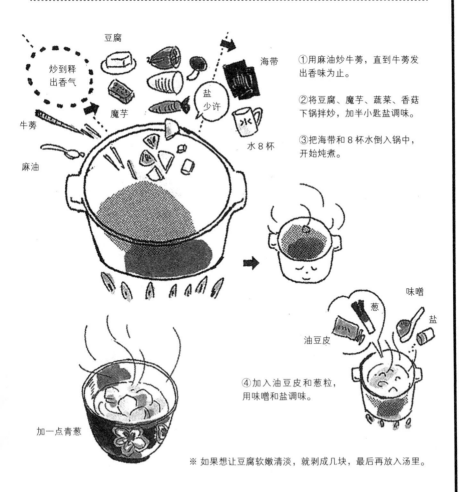

①用麻油炒牛蒡，直到牛蒡发出香味为止。

②将豆腐、魔芋、蔬菜、香菇下锅拌炒，加半小匙盐调味。

③把海带和 8 杯水倒入锅中，开始炖煮。

④加入油豆皮和葱粒，用味噌和盐调味。

※ 如果想让豆腐软嫩清淡，就剥成几块，最后再放入汤里。

夏季时蔬炖菜 普罗旺斯焖菜（8 人份）

- ●中型番茄 8 个 ⎫
- ●中型茄子 6 个 ⎪
- ●中型青椒 8 个 ⎬ 切成滚刀大块
- ●中型洋葱 4 个 ⎪
- ●中型小黄瓜 4 根 ⎭

- ●干香菇 6 朵 / 泡发后，斜切成薄片
- ●大蒜 2 瓣 / 切碎
- ●橄榄油（麻油）、盐适量
- ●香料（百里香、牛至等）适量
- ※ 加入卷心菜、玉米、栉瓜等蔬菜也很适合

【应用】

蔬菜咖喱
吃剩的焖菜加上咖喱粉，就变成美味的蔬菜咖喱了！

意大利面
和意大利直面条混合拌匀，再加点盐和牛至即可。

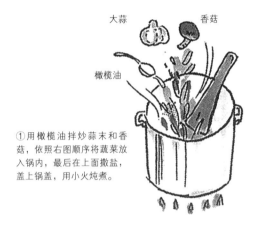

大蒜　香菇

橄榄油

① 用橄榄油拌炒蒜末和香菇，依照右图顺序将蔬菜放入锅内，最后在上面撒盐，盖上锅盖，用小火炖煮。

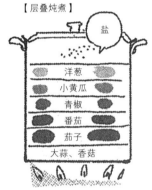

【层叠炖煮】

盐

| 洋葱 |
| 小黄瓜 |
| 青椒 |
| 番茄 |
| 茄子 |
| 大蒜、香菇 |

※ 先放入阴性食材，将材料层层堆叠，越往上越偏阳性，如此一来，锅中会产生阴阳循环，煮出的味道更好（盐属极阳性）。

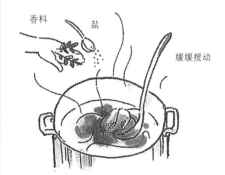

香料　盐

缓缓搅动

② 蔬菜炖到软透以后，才开始搅拌，同时加入盐和香料调味。

※ 这道菜是夏天的应景菜，配上香料会瞬间变化出不同的风味。而焖菜和咖喱一样，先静置一天能让美味加倍！因为盐分可以充分渗透到每一处，把美味释放出来。

※ 夏天产的蔬菜，煮熟以后会缩水 1/3，所以请放心大量使用，挑战各种变化款式，享受料理的乐趣吧。

味噌汤（4 人份）

◆ **味噌汤的基本做法（4 人份）**
● 水 700 毫升
● 海带 5 厘米见方 4 片
● 味噌 3 大匙
● 当令蔬菜和海藻、豆腐、油豆皮等适量
※ 煮出好喝高汤的方法：先将海带浸泡半天，同时加入干香菇、鸿喜菇等材料，可以让味道更深醇。

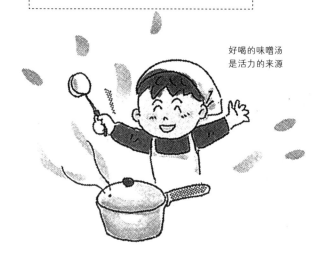

好喝的味噌汤
是活力的来源

　　味噌是一种对健康相当有益的发酵食品，能够整肠健胃，温暖身体。好喝的味噌汤，让人每天都想来上一碗，如果没有味噌汤，也可以用味噌拌菜或味噌腌菜来代替。

　　味噌是将蒸过的豆子捣碎后，和曲、盐混合加工而成。寒冷的地区在气温上升时，制作顺利的味噌会出现曲种开花（注：曲菌在培育良好的条件下，一粒粒的米上会长出洁白如棉花般的曲菌体）的现象。自古以来，五月份就是制作味噌的时节，而须储藏两个夏天才会熟成。制作味噌剩下的曲，会用来酿造甘酒，这也是过去的小孩子最期待的饮料。

　　依照种曲原料的不同，味噌可区分为米味噌、麦味噌和豆味噌。此外，曲或盐的用量多少，也会产生甜味和风味的差异，因此，要细心挑选适合自己的口味，无论哪一种味噌，务必使用优良材料，熟成时间在一年以上的产品，才能享受到味噌的美味。

［点心］
靠自然的甘甜
也能制作点心

　　无论是作为小朋友的点心，或是繁忙之余的小憩时刻，甜食都能达到放松身心、平缓情绪的目的。然而，原料来自热带或是由化学程序制成的砂糖，摄取过量会造成体质偏寒，引发体温偏低或过敏等症状。虽然成分中含有单糖的砂糖容易被人体吸收，可以在短时间补充能量、恢复体力，但反过来说，也容易打乱血糖平衡，甚至抢走体内的钙质和矿物质。只要花点巧思，即便不靠砂糖也能做出滋味丰润的点心或甜品，务必尽情享用自然的甘甜，自然地恢复元气。

1. 需要释出甜味（不使用砂糖）

·各种水果干：切碎后，拌入面团里，或是用刚好盖过水果干的水量，浸泡约1小时，再放一撮盐来炖煮，便能做出各种松软可口的"甘露煮"。

·当令水果：切碎或切片来使用，水润甘甜的滋味应用范围相当广泛。

·甘酒：配合食物料理机使用，可做出滑顺的口感，在料理及点心上妙用无穷。

·米饴（麦芽糖）：让谷物发酵而产生的谷物甜味，和红豆沙、黄豆粉之类的日式点心十分相配。

·果汁：需要让材料溶于水或是炖煮的时候，果汁可以代替水。

·拥有甜味的南瓜或番薯：蒸熟后捣烂（加少许盐），可以揉进面团里，或是当作馅料，填入面皮中。

※希望味道更甜的时候，使用少量的黑糖、蜂蜜或枫糖，也是不错的选择。

点心

豆渣苹果蛋糕

（20 厘米 × 28 厘米的烤盘大小）

2. 需要使滋味变深醇（不使用奶油或鲜奶油）

· 用菜籽油或麻油，或可加入芝麻、核桃等坚果。

3. 需要材料膨胀（不使用发粉或人工酵母粉）

· 加入天然酵母来发酵。

· 添加山药，静置一段时间。

●中型苹果 3 颗／切成梳形薄片，稍微撒点盐
●葡萄干 50 克
●核桃 30 克／剁成粗粒
●豆腐渣 1 杯
●苹果汁 100 毫升
●菜籽油 2 大匙
●面粉、全麦面粉合计 1 杯
●盐、肉桂适量

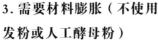

豆渣

葡萄干

苹果汁 100 毫升
菜籽油 2 大匙
盐半小匙

核桃

苹果

面粉 1 杯
肉桂

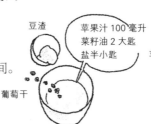

①在料理盆中放入豆腐渣、葡萄干、苹果汁、菜籽油、半小匙盐，混合均匀呈湿润状。

②将苹果（先取出其中 1/5 留待后面使用）、面粉、核桃、肉桂和材料①混合。

轻轻施压抹平

底下抹油

把苹果片仔细排好，压入面体

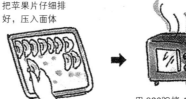

用 200℃烤 40 分钟

③在烤盘上抹油，把材料②填入盘中并稍稍压紧，将先前保留的苹果片，整齐排放于其上。

④用 200℃烤 40 分钟

※ 因为用粉量较少，所以完成的蛋糕体比较湿润，建议先放凉一下，再切开享用。

红豆沙

●红豆 1 杯
●小型柿饼 7 个 / 质地较硬的先泡水一晚，再切成小块
●葡萄干 30 克 / 先泡水
●米饴、盐、水适量

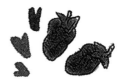

柿饼的甜味和日式甜点很搭

去掉种子

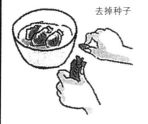

①柿饼去籽之后，切成小块。（如果柿饼较硬，用刚好盖过柿子的水量，先泡一晚。）

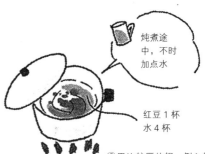

炖煮途中，不时加点水

红豆 1 杯
水 4 杯

②用比较厚的锅，倒入红豆和 4 倍豆量的清水，炖煮 40 分钟，中间视情况加入少量水。

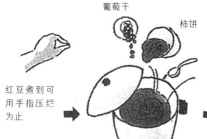

葡萄干

柿饼

红豆煮到可用手指压烂为止

搅拌均匀

捣碎

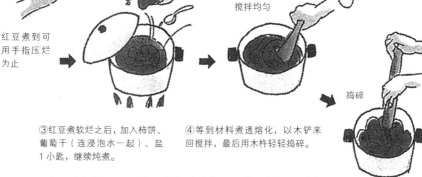

③红豆煮软烂之后，加入柿饼、葡萄干（连浸泡水一起）、盐 1 小匙，继续炖煮。

④等到材料煮透熔化，以木铲来回搅拌，最后用木杵轻轻捣碎。

※ 红豆洗净后，不需要浸泡，直接下锅去煮。一开始用大火，不时移开锅盖捞去浮沫，沸腾之后，转小火维持表面微滚。

※ 如果觉得不够甜，可以趁着锅子里还有水分时，添加米饴或葡萄干。

豆沙丸子（15 颗份）

●糯米粉 100 克
●水 90 克
●红豆沙、盐、黄豆粉适量

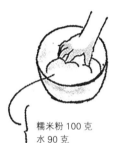

糯米粉 100 克
水 90 克
盐少许

①把糯米粉加水、盐混合，搅拌到耳垂一般的软硬度。

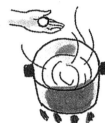
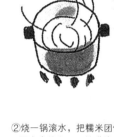

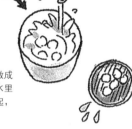

煮到浮上水面，捞起用冷水冲洗

②烧一锅滚水，把糯米团做成2 厘米大的丸子，放进滚水里煮，等丸子浮上水面就捞起，冲冷水后沥干。

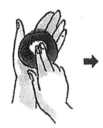

③把红豆沙做成 3 厘米大的球状，再压扁以裹住糯米丸。

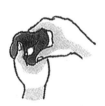

④少量盐先干煎过，混入黄豆粉中，让豆沙丸子蘸满粉即可。

黄豆粉 + 少许盐

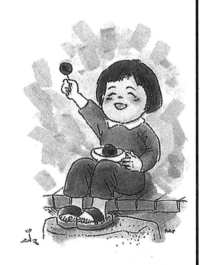

水果饼干（20 厘米 ×28 厘米的烤盘大小）

- ●面粉 2 杯
- ●全麦面粉 2 杯
- ●核桃 20 克／剁成粗粒
- ●杏果干 30 克／剁成粗粒
- ●葡萄干 40 克
- ●菜籽油 2 大匙
- ●盐 1 小匙
- ●水 1200 毫升

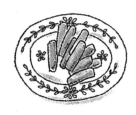

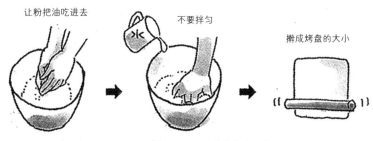

让粉把油吃进去　　不要拌匀　　擀成烤盘的大小

①把面粉、盐和油混合，用两只手掌搓动，让面粉将油吃进去。

②倒入 1200 毫升的清水，让材料粗略混合（不要搅拌均匀），再擀成烤盘的大小。

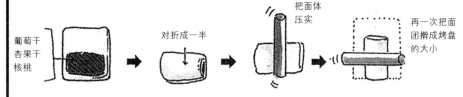

葡萄干　杏果干　核桃　　对折成一半　　把面体压实　　再一次把面团擀成烤盘的大小

③在其中一半的面皮撒上葡萄干、杏果干和核桃，对折面皮将馅料包住，用擀面棍把面团再度擀成烤盘的大小。

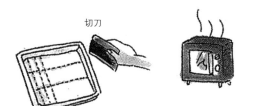

切刀

④烤盘抹上油，把面皮放进盘中，用切刀分割成细长小方块。

⑤用 200℃烤 10 ～ 12 分钟。

※ 因为葡萄干夹在面团之中，所以不会烤焦。

凉葛苹果鸡尾酒（4 人份）

- 葛根粉 2 大匙
- 苹果汁 2 杯
- 水 1 杯多一点（240 毫升）
- 盐适量

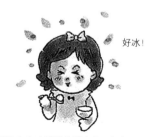

好冰！

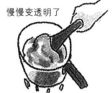

慢慢变透明了

①将葛根粉溶入 240 毫升的清水中，加入一撮盐，开火熬煮。

②用木铲搅拌，煮到沸腾也不要停下动作，直到葛根粉变透明为止，熄火稍稍放凉。

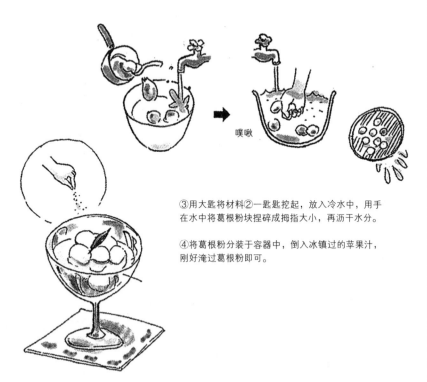

噗啾

③用大匙将材料②一匙匙挖起，放入冷水中，用手在水中将葛根粉块捏碎成拇指大小，再沥干水分。

④将葛根粉分装于容器中，倒入冰镇过的苹果汁，刚好淹过葛根粉即可。

甜酒

●糯米 300 克
●米曲 600 克
●水 1200 毫升
●盐、生姜适量

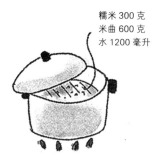

糯米 300 克
米曲 600 克
水 1200 毫升

①糯米洗净，放入 4 倍清水中，加一撮盐浸泡 1 小时。
②把①煮成粥状。起初用中火，等表面开始冒泡后，转成小火继续煮约 20 分钟，最后熄火焖 10 分钟。

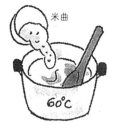

米曲

60℃

③用木铲来回搅拌，冷却到 60℃（把手指插入之后，无法忍受很久的热度）。

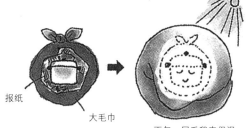

报纸

大毛巾

再包一层毛毯来保温

④将事先备好的米曲混入粥里，盖上锅盖（盖子的蒸气孔用纸团堵住），用报纸包住锅子，再用大浴巾裹住，最后再包 1 层毛毯，在温暖的地方静置一晚。

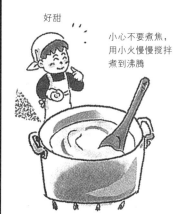

好甜

小心不要煮焦，用小火慢慢搅拌煮到沸腾

⑤第二天早上先试味道，如果觉得不够甜，可以用木铲一边搅拌一边重新加热（不要煮到沸腾），再保温到晚上。

⑥等到甜味足够，再开火煮到滚，让发酵作用停止（避免烧焦）。

⑦饮用时，分装于汤碗中，依个人口味可添加适量姜汁。

[简单保温法]

把糯米粥和米曲混合后，放进电饭锅，用"保温"模式。盖子不要关上，盖上一层毛巾静置24小时

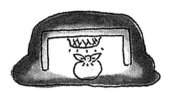

放进被炉里

放进被炉中（晚上睡觉时，关掉电源，靠余热保温）：按照步骤④用报纸、浴巾包裹后，再放入被炉。

利用电饭锅：把混好米曲的甘酒（在④的状态）放入电饭锅的内锅，选择"保温"模式，保持盖子开启，覆盖1条毛巾，静置一整天。

盐

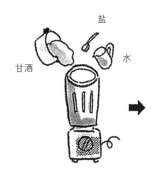

甘酒

水

夏日饮品

甜点、料理的甜味来源

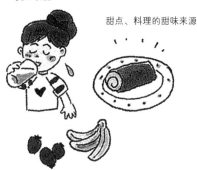

应用：用水稀释后，倒入料理机打匀（加入一小撮盐），放入冰箱冷藏，想用的时候很方便。

甘酒和水果一起用果汁机打散，就是酒酿水果醋了！

※ 稗、小米和黍这些杂粮也可以取代糯米用来制作甘酒，做法同样以杂粮1杯加4杯水，配上2杯米曲来加工，成品的甜味比糯米稍淡，而用黍和小米做出来的颜色较为漂亮。

李子蛋糕（一张烤盘分量）

●梅干（注：以西梅、李、西洋李制成的干果）8 个
●面粉 2.5 杯 ●全麦面粉 0.5 杯 ●水 1 杯
●盐 1 小匙 ●白芝麻 1 大匙 ●天然生酵母 1 大匙 ●菜籽油适量

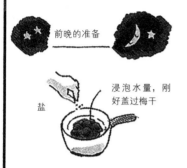

前晚的准备

浸泡水量，刚好盖过梅干

盐

用清水加一撮盐浸泡梅干，水量刚好盖过即可

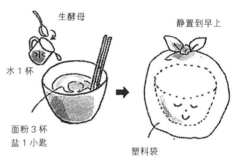

生酵母

水 1 杯

面粉 3 杯
盐 1 小匙

静置到早上

塑料袋

〈面糊的做法〉
❶把面粉和盐倒入料理碗中混合。
❷把 1 大匙生酵母溶进 1 杯水，再倒进料理碗中，用筷子拌匀。
❸用塑料袋把碗包起来，放在温暖的地方。（夏天只需置于常温处，冬天则放在留有余温的被炉等温暖处。）

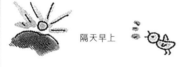

隔天早上

①把泡水的梅干，用小火煮 20 分钟，放凉之后去掉种子，果肉切成三四块。

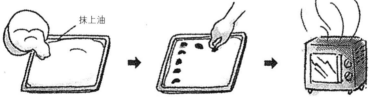

抹上油

倒入面糊

②在烤盘上抹油，倒入步骤❸的面糊。

排上梅干

③把梅干在面糊上排好，如果有煮梅干时留下的稠汁，便当作糖蜜淋上去，最后撒上白芝麻。

用 200℃烤 20 分钟

④放进烤箱用 200℃烤 20 分钟，分割时让每一块蛋糕都有 1 片梅干。

[培养天然酵母的方法]

●面包用天然酵母（粉状）100 克
●温水（35℃）200 毫升

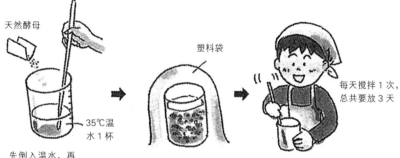

天然酵母

35℃温水 1 杯

先倒入温水，再加上酵母

塑料袋

每天搅拌 1 次，总共要放 3 天

①用干净的大杯子，倒入温水 200 毫升，接着加入天然酵母，用筷子搅拌成糊状。

②用塑料袋宽松地包住杯子，保持在 25 ~ 30℃。

③因为酵母会慢慢冒泡、发酵，每天只要搅拌 1 次，大概需要 3 天时间；一旦闻到像酒一样的发酵味，而酵母变成奶油状时就完成了。封紧盖子放进冷藏室保存备用。

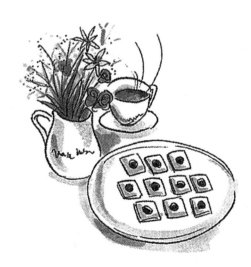

杏子果酱

●杏果干 100 克／事先用水浸泡
●中型苹果 3 颗／切成薄片
●盐、水适量

※ 如果使用食物料理机做处理，会变成相当滑顺的果酱。倒入密封瓶中，放在冰箱保存。

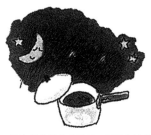

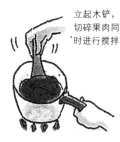

立起木铲，切碎果肉同时进行搅拌

②加入苹果，用小火煮 20 分钟。当水量开始减少时，用木铲一边切碎果肉，一边注意不要煮焦。

①在锅中放入杏果干，刚好盖过果干的水量和一撮盐，浸泡一晚。

草莓果酱

●当令草莓 1.5 千克／拿掉蒂叶，用盐水洗净
●米饴 150 克

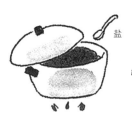

盐

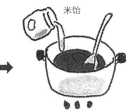

米饴

葛根粉

①使用厚重的锅，放入草莓和半大匙盐，用小火煮。

②果汁开始减少时，慢慢加入米饴，同时动手搅拌果肉，继续煮到水分收干。

※ 若是果汁太多很难煮到收干，可以稍微捞掉一些。因为果汁颜色很漂亮，可以用在寒天等原料所制作的甜点上。

※ 如果想要果酱更黏稠，可以把果汁放凉，溶入一些葛根粉，再把混合汁和果肉拌在一起煮。葛根粉变凉之后，颜色容易变暗沉，这是稍微不好掌控的地方。

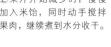

芝麻糊

- ●芝麻酱 2 大匙
- ●酱油 1 小匙
- ●甘酒 1 大匙
- ●水 2 大匙

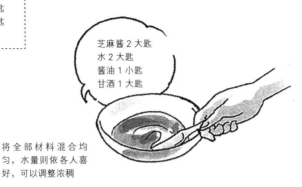

芝麻酱 2 大匙
水 2 大匙
酱油 1 小匙
甘酒 1 大匙

将全部材料混合均匀，水量则依各人喜好，可以调整浓稠

核桃味噌

- ●核桃 40 克 ●味噌半大匙 ●酱油 1 小匙
- ●甘酒 2 大匙 ●水 2 大匙

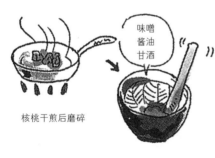

味噌
酱油
甘酒

核桃干煎后磨碎

①核桃先干煎，再捣碎。
②加入味噌、酱油、甘酒一起混合磨碎，用水调匀。

※ 如果添加米饴或甜味噌等甜食材，成品会变成甘甜风味。

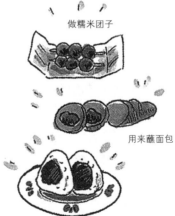

做糯米团子

用来蘸面包

不甜的口味，可以用在饭团上

后 记 一

当我忙于本书时，正好碰上诊所兼住家要进行改建，只好另外租下一间三十多年的老房子暂住，幸好当建筑工匠的朋友，听到我们希望"在能力所及内试着靠自己亲手修理"，便很爽快地答应了。因此，像是替墙壁涂抹灰泥、室内木板墙装设等工作，都是在诸多专家的指导下，由我们亲手完成。为了和自己深切相关的事物而忙碌，真的让我得到极大的喜悦！同时让我有机会认识自己的住家，也再次体会到，健全的居住环境是健康生活不可或缺的要素之一。

身处于现代社会结构中的我们，要盖房子会找工匠、修汽车会找修理技师、而想吃米或蔬菜则须仰赖农民辛勤耕作，诸如此类，当你仔细去观察，会发现生活中到处都离不开"专家"的帮助。我过去在生病时，也是将自己交由医生处置，我也曾经是认为医生能够替我治好疾病的芸芸众生之一。

将生活中的一切分化成各种专门领域，乍看之下，整个社会变得相当有效率，但换个角度来看，应该自己下功夫去解决日常生活大小事，才算是会过生活，而事实上，现代人的各种生活能力都渐渐退步了。如果从这个观点来重新检视医疗领域的话，比方说，即使采用了替代疗法也不要完全依赖医师或治疗师，而是去询问专家的意见，能够自我照顾，像这样自己主动去建立支援的关系或人际交流网，在治疗的过程中，肯定能发挥极重要的作用。

所谓的"快活疗法"，就是在你想要尝试自己创造健康时，能够提供支援的一项方法。许多因为实践快活疗法而得到丰硕收获的人，会在日常生活中，主动向自己亲近的家人和朋友，传授简单易做的健康法。这种人和人之间的交流，虽然从医疗整体来看，也许是微不足道的动作，但我相信，只要有更多人开始正视健康问题，就能成为重建自立式医疗体系的第一步。

过去在参加沙浴宿营时，有个令我印象深刻的经验，使我体会到病友间的相互交流有多重要。在宿营时，每到晚上就是彼此的聊天时间。某天晚上，住着5位女士的隔壁房间，传来开朗的笑声，直到半夜仍未停歇。事实上，她们分别罹患慢性风湿、恶性淋巴肿瘤、卵巢癌、乳腺癌、慢性肾脏病，每一项都是在现代医学中，拥有多种别称的疑难杂症。可是笑声中却听不到一丝沉重，只能感受到她们快乐的情绪而已。

沙拥有使人解放的特性，若说因为沙浴的力量，让她们这么开怀，绝非言过其实。这几位女士往后仍保持交流，进而成为支撑彼此的重要亲友，当我得知这件事以后，心中也感佩不已。通过沙浴让人与人之间产生联系，互相给予精神上的支撑，也对自愈力产生极大影响，我本以为自己早已明白这个道理，但这几位女士使我重新体会到人际交流的重要性，这种互相扶持的愉悦关系，也证明我采用"鼓励与人交流"的治疗方针是正确的，对我来说，这次的宿营是一项十分珍贵的际遇。

生病，是一个正视自己健康状态、重新调整生活方式的绝佳机会；像是去学习自己照顾身体的方法、思考饮食习惯的好坏之处、放慢脚步重新去考虑家庭或工作等，这是疾病带来的契机，让自己能去思考、检视过去从未考虑过的事情。我在进行健康咨询的过程中强烈体会到，想要治病，必须重新审视生活的一切。其中，关于"食"的重要性，或者该说是"农"的形态，将会成为未来医疗极重要的参考点之一，考虑关于饮食和农业，或是体内能量和工作的问题，是检视健康的一个切入点。此外，和从事自给自足生活的人们交流，让自己能够具备生活所需的各种能力，将会在今后的时代成为必要课题。

2003年夏　桥本俊彦

后 记 二

在这几年当中，数码产业蓬勃发展，让社会大众能够轻松获取大量健康资讯；此外，在医疗的世界中，再生医疗也开始受到瞩目。但无论世事如何变化，人体的骨骼构成和内脏机制都不曾改变，今后依然与我们的生命密不可分。

不管医学再怎么发达，人在生病时最后所能依靠的，还是自己的治愈能力。本书所介绍的快活疗法中的各种细节，目的都是为了激发身体原有的自愈力。

光是了解养生术或健康疗法是不够的，希望每个人都能把这本书放在生活中随手可得的地方。如此一来，无论是茶水间，还是厨房等日常之处，都能起来翻读，找出当下能够操作的健康法，并且在心情轻松的状态下，逐一实践。

现今，有关医疗或看护的社会保障制度，成为大众议论的焦点，而我也同样认为为了能安心生活，整顿现有制度是必要的。然而也不能完全仰赖制度，拥有能够互助的关系网也很重要。针对此，我从开始在附近地区推行"保健休息站"，跨越世代集合了老人、小孩及父母，互相帮忙按摩脚趾或是简单的健康疗法，以此为契机，希望能建立互相扶持的人际交流网。

本书如果能为各位读者的健康、家庭以及邻里交流带来帮助，就是我最大的荣幸。

2010年秋于三春町　桥本俊彦

后 记 三

本书是桥本俊彦、桥本雅子夫妇共同合作的成果，他们将快活的概念化为十分具体的做法，字里行间蕴含着魔力，读者在阅读的过程中，会被两位所提倡的快活生活所吸引，进而不知不觉地着手实践。

通过亲切的口吻，说明快活疗法的整体概念，以及个别疗法的细节，这需要非常敏锐的观察力，以及对生命的慈悲胸怀，同时还要拥有从医疗第一线锻炼出来的坚强实力。这本书着实将两位的努力、温柔和真诚发挥到了极致。

此外，在今后的时代中不可或缺的，是打造以粮食和能源自给为目标的生活，以及更进一步人与人互相交流、扶持的"快活的关系性"；这是桥本诊所努力的目标，也证明了桥本夫妇是着眼于未来趋势，拥有宽广视野的实践家。

有缘与本书相遇的读者，若能以此为导航，充分理解快活生命法则的重要性，从而将自己的生活朝着快活方向改变，或者该说我相信肯定能带来改变，对于身为快活疗法提倡者的我来说，就是最为欣喜的事情了。

我天天身处于治疗的第一线，因此深刻感受到，当一个人明白自己处于绝境，不得不起身行动时，激发出的潜力有多惊人；想要抑制癌症、克服自体免疫疾病也绝非难事。

如果病人能够了解自己的病情，也能顺利获得家人或亲密好友的帮助，那么病情就有很大的机会能够好转。那么，该如何做才能建立这样的条件？首先要召集身边的亲朋好友，当然包含家里的孩子在内，大家一起学习日常的快活法则，进行"生活改革"，亦即改变呼吸方式、改变饮食习惯、让身体的活动方式和精神层面常保舒畅，持续努力朝着快活方向而改变；也因为身心都朝着愉悦的方向行动，保持在畅快的范围内，所以这样的改变绝对不会成为苦行或难题。

让我们试着把眼界放宽吧！美国"911事件"发生至今已经过了多年了，这段时间当中，世界变化非常剧烈，如果我们依旧随波逐流，也许再过数十年，可能就会演变成毫无自由的管理型社会了。该怎么才能避免这种恶果呢？

首先，从地球人口已达70亿的事实中，各位可以发现生命拥有无限的能力，而最迫切的课题，就是必须开始学习生命的快活法则。如果能让下一代的孩子们对此有充分的了解，同时在家庭和社会上也遵循快活法则而展开改变，那么人类将会在"不快"的道路上迷途知返，朝着能够创造地上乐园的道路，踏出强而有力的一步。

快活疗法绝对不是治疗疾病的技术。通过本书的引导，顺着快活方向来实践，想必能为自己和家人带来健康，进而使家庭获得幸福。如此一来，即使遇上任何问题，也能靠自己找出解决之道。如果每个人都能从根本的角度，思考如何维护自己和家人的健康和幸福，同样可以对国家安定、世界和平与改善地球环境有所贡献，不是吗？

让整个世界都朝着快活方向去改变，具体的方法就是从个人做起，按照快活法则去改革自己的生活；要彻底解决这个世界的问题，只能靠一个人接着一个人慢慢去推广，这种平稳的方法其实也蕴含着极大的希望！

我们的想法并不是夸大妄想。虽然没办法涵盖70亿人，但至少在中南美洲的20个国家，已经以快活疗法为基础，建立了3000个健康自立的民众医疗中心，这个健康交流网络甚至扩展到泰国、尼泊尔和巴勒斯坦等地。相信有一天，也会牵动日本社会整体，发起从根本上改革医疗的运动。

而这本书，将成为这些运动的希望路标。

瓜生良介

NPO法人世界快活医学网络

1991年以"世界快活医学网"为名创会，2005年改为"NPO法人世界快活医学网络"，在国内外各地开设"快活疗法"课程，试图让身心达到舒畅的状态，提升自愈力，进而提升预防和治疗疾病的效果。

各地会员都时时关注"健康自立"的概念，在日常生活中互相合作，在各地展开保健集会、演讲会等活动。

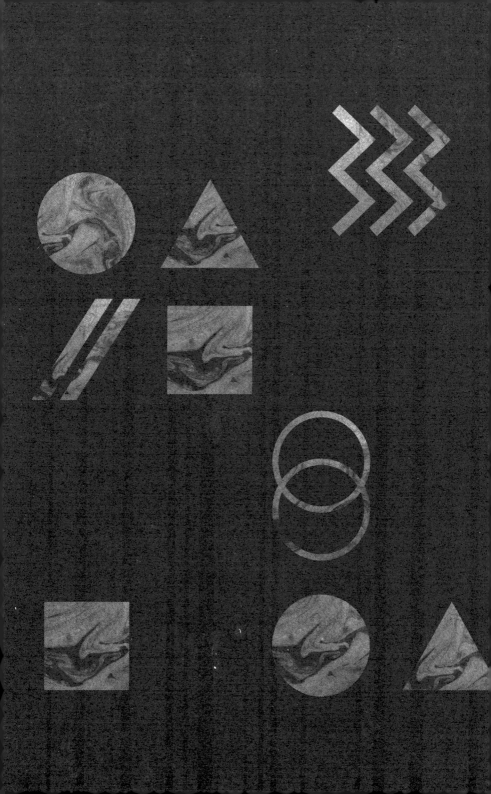